感染症 プラチナ流 コンサルト

著　岡 秀昭
埼玉医科大学教授
総合医療センター病院長補佐
総合診療内科・感染症科診療部長

川村 隆之
埼玉医科大学総合医療センター感染症科・感染制御科

西田 裕介
埼玉医科大学総合医療センター総合診療内科・感染症科

山下 裕敬
埼玉医科大学総合医療センター総合診療内科・感染症科

メディカル・サイエンス・インターナショナル

Platinum Style Consultation on Infectious Disease
First Edition
By Hideaki Oka, Takayuki Kawamura, Yusuke Nishida and Hirotaka Yamashita

© 2020 by Medical Sciences International, Ltd., Tokyo
All rights reserved.
ISBN 978-4-8157-0304-2

Printed and Bound in Japan

序文

　　１つ：正しいことを正しいと言えること
　　１つ：組織の常識と世間の常識が一致していること
　　１つ：ひたむきで誠実に働いた者がきちんと評価されること
　この当たり前のことができない原因は，自分のためだけに仕事を
　しているからだ。仕事は客のためにするもんだ。これからお前は
　いろんな相手と戦うことになるだろう。だがな，最初の敵はいつ
　も自分自身だ，勝敗は時の運だが，決して自分の構えを崩すな

　このたび，『感染症プラチナマニュアル』の関連書籍として，感染症コンサルトの極意を症例ベースで解説した書籍を書きました。

　冒頭は半沢直樹の有名になったセリフです。残念ながら，半沢ワールドをそのまま持ち出して戦ってしまうと，しっぺ返しを喰らうのがリアルワールドです。

　私も今でこそ，たいへんに恵まれた環境にいるものの，かつて所属したある病院ではHIV患者の透析を中止させられたことで戦い，敗れました。しかしまったく後悔はしていませんし，たぶん，同じ状況になれば，また同じように戦ってしまうかもしれません。

　決して自分の構えを崩すな。

　そう，患者さんの感染症プロブレムが良い方向に解決するよう実践している私の構えを本書では提示しました。

　確かに，勝敗は時の運です。敗れたら去ればいい。その組織が世間の常識と乖離していて，誠実に働いた者が評価されないなら，どうせ腐った組織です。

　型を崩さず，努力すれば，きっとあなたに合った導きに巡り合うでしょう。その場所があなたが輝ける組織です。

岡　秀昭

目次

プラチナ流コンサルトの極意 ……………………………………………1

Part 1　総論：レクチャー ……………………………………………3
はじめに　5
　埼玉医科大学医療センターの感染症コンサルテーション数　6
コンサルト症例1：いきなりショックの生来健康な女性　8
プラチナ流コンサルトの極意❶ ベッドサイドへ行き信頼を勝ちとれ　24
コンサルト症例2：生来健康な女性の不明熱　26
コンサルト症例3：発熱，血小板減少の男性　33
プラチナ流コンサルトの極意❷ 総合内科力を鍛えよ　39
プラチナ流コンサルトの極意❸ 外科感染症の経験値を上げよ　40
コンサルト症例4：縦隔炎＋人工血管感染　42
コンサルト症例5：CNSシャント感染症　47
コンサルト症例6：50代の男性の足がものすごく痛いのは筋トレのせい？　51
プラチナ流コンサルトの極意❹ 日頃から良好なコミュニケーションを構築せよ　60
コンサルト症例7：50代の上腕骨の開放骨折後の骨髄炎　61
プラチナ流コンサルトの極意❺ 話し合い落としどころを探せ　69
コンサルト症例8：肝移植後に繰り返す菌血症　72
プラチナ流コンサルトの極意❻ 粘り強くとことん考えろ　80
コンサルト症例9：不明熱の初老男性　81
プラチナ流コンサルトの極意❼ 最後は気持ち，情熱　アクティブコンサルテーション！　99

Part 2　応用編：カンファレンス ……………………………………101
はじめに　103
カンファレンス症例1　104
カンファレンス症例2　115
カンファレンス症例3　126

索引 ……………………………………………………………………135

本書を読む前に

・本書は，2019年秋の日本感染症学会東日本地方会と日本化学療法学会の合同学会で好評であった教育セミナーの内容を，翌年6月，埼玉医科大学総合医療センター総合診療内科・感染症科の医局にて再現したものをPart 1の総論，同日行われたカンファレンスの内容を収録したものをPart 2として作成したものである。

・本書では原則として，薬剤名のカナ表記は厚生労働省発表の「使用薬剤の薬剤（薬価基準）」に従い記述し，薬剤の商品名には「®」を付記した。ただし，一般合剤の一般名については，表記順を筆者が慣用的に用いているものに変えている。

・本書で扱っている症例のうち，コンサルト症例5，コンサルト症例6，コンサルト症例7はそれぞれ，『プロの対話から学ぶ感染症』(MEDSi，2020年)で取り上げている第1ラウンドのDr.岡の症例1，第2ラウンドのDr.岡の症例2，第3ラウンドのDr.岡の症例と同じ症例であるが，コンサルテーションの方法論として論点を変えている。

利益相反に関する注意事項：

本書の内容に関しましては，利益相反関係にある企業などはありません。

注意

本書に記載した情報に関しては，正確を期し，一般臨床で広く受け入れられている方法を記載するよう注意を払った。しかしながら，著者ならびに出版社は，本書の情報を用いた結果生じたいかなる不都合に対しても責任を負うものではない。本書の内容の特定な状況への適用に関しての責任は，医師各自のうちにある。著者ならびに出版社は，本書に記載した薬剤の選択，用量については，出版時の最新の推奨，および臨床状況に基づいていることを確認するよう努力を払っている。しかし，医学は日進月歩で進んでおり，政府の規制は変わり，薬物療法や薬物反応に関する情報は常に変化している。読者は，薬剤の使用に当たっては個々の薬物の添付文書を参照し，適応，用量，付加された注意・警告に関する変化を常に確認することを怠ってはならない。これは，推奨された薬剤が新しいものであったり，汎用されるものではない場合に，特に重要である。

**プラチナ流
コンサルトの極意**

❶
ベッドサイドへ行き信頼を勝ちとれ

❷
総合内科力を鍛えよ

❸
外科感染症の経験値を上げよ

❹
日頃から良好なコミュニケーションを構築せよ

❺
話し合い落としどころを探せ

❻
粘り強くとことん考えろ

❼
最後は気持ち，情熱　アクティブコンサルテーション！

Part 1
総論：レクチャー

はじめに

　本書では，コンサルテーションの仕方について話をさせていただきます。

　2019年秋の日本感染症学会東日本地方会と日本化学療法学会の合同学会の教育セミナーで40分くらい話をさせていただいたところ，終わった後に本にしてほしいという話や，何名かの先生から良いフィードバックをいただけたので，そのときの講演をここで再現してみようと思います。

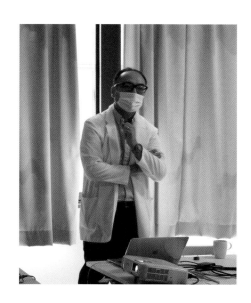

埼玉医科大学医療センターの感染症コンサルテーション数

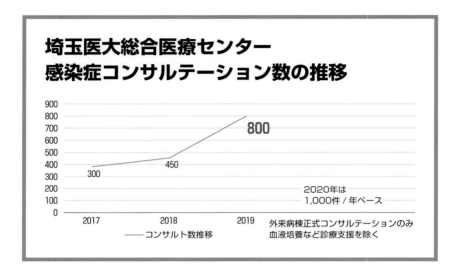

**埼玉医大総合医療センター
感染症コンサルテーション数の推移**

さて，こちらは私の診療科のコンサルテーション数です。診療科が2017年に開設されて3年目ですが，おかげさまでうなぎ登りに症例数が増えております。このコンサルテーション数は，すべて主治医の先生から直接電話をいただいたり，診療依頼状をいただいたりしたケースで，AST（抗菌薬適正使用支援チーム：antimicrobial stewardship team）により最近よく行われるようになった血液培養陽性症例への診療支援は含まれておりません。

なぜ，このようにコンサルト症例を増やすことができるのでしょうか？　実際に症例を通して，感染症の知識をおさらいしながら，感染症のコンサルテーションスキルを学んでいきましょう。

みなさんがこれからどの診療科に行くにしても，絶対にコンサルテーションスキルは必要になります。従来，日本では，主治医として患者さんを診るということがいちばん重要視されていて，コンサルテーションはあまり重視されていませんでした。また，臨床研修で考えてみても，病棟で患者さんを診るということが重視されていて，外来診療はあまり重視されていませんでした。いろいろな科の病棟を回

ると，いろいろな患者さんを診ることになりますが，外来経験のないまま，3年目になって専門を選んで後期研修になると，「いきなり外来やってね」と言われるのです。だけど，初期研修では，救急の外来以外はやったことがありません。そして，救急の外来と日常の外来はかなり違います。救急の外来はその日の夜，なんとかすればよいのです。緊急の病気を除外して，診断をつけなくても，「明日また外来に来てくださいね」という対応でいいのです。しかし，普段の専門外来，専門科の外来はそういうわけにはいきません。慢性疾患，神経内科だったら，パーキンソン病をちゃんと診断しなきゃなりません。そういった慢性の病気がある人もしっかりフォローしなきゃなりません。したがって，外来といっても，おかれているセッティングで全然違うんですよね。

　初期研修では，外来の，ちゃんとした教育システムがなくて，トレーニングを受けてないんです。

　外来診療は，わかると思いますが，いつも指導医が横についてくれているわけではありません。病棟の場合はチームを組んで，先輩の先生たちと一緒にやっていきますが，外来はそういうわけにいきません。けっこうみんな体で覚えていってるのではないでしょうか。外来のノウハウに関しては教わらずに診療しているのが現状です。さらに，コンサルテーションに関してはもっとカオスで，ただ現場に出されて，いろいろな科から相談が来て，なんとなく対処してるという状況ではないでしょうか。

　そうすると，コンサルテーションの対処がもともとうまい先生もいるし，上手じゃない人もいる。場合によっては医師同士の交渉でトラブルを起こしてしまったり，トラブルに巻き込まれたりと，いろいろ問題が生じます。トラブルになればせっかくの専門的な知識があっても，信頼は生まれませんよね。コンサルトが来なくなるのです。ですから，今日はコンサルテーションのスキルのノウハウを，症例を通じて学んでいただこう，と思います。

　感染症の症例を通してやりますが，コンサルテーションスキルに関してはすべての科で共通に通用することが多いのです。だから我々，感染症科はコンサルテーションを主体にやっているので，そのなかか

ら学べることは多いのではないかなと思います。ここで取り上げるの
は感染症の症例ですが，コンサルテーションのスキルというかコツは，
すべての科に通じるものがあると思います。ゆえに本書は，コンサル
テーションスキルを学んでいただいて，感染症の勉強も一緒にできた
らという欲張りな企画なのです。

コンサルト症例1：いきなりショックの生来 健康な女性

40代女性　　カルテ診　症例の要点

- **生来健康**
- 高熱，意識障害，血圧低下で救急搬送
- **月経中**であるが，2日前まで元気だった
- **下痢あり，感染性腸炎？**
- 身体所見異常なし
- 全身CT異常なし，髄液検査も異常なし
- **血液培養陰性**

感染源不明でコンサルト

いきなりショック。何かの感染症ですか，という相談

では，1例目の症例です。

「先生，今，いきなりショックバイタルで来ている患者さんなんです。
ずっと健康な女性がいきなりショックで来て，救急外来です。何なの
でしょうか。発熱もあるし，何かの感染症なんでしょうか。どうした
らいいのでしょう？」といった相談が来たとします。

生来健康な女性なのに，ある日，急に高熱が出て，そのまま一気に

意識障害になりました。救急車を呼んで，運ばれるときにはもう血圧が下がってしまっていて，見るからに重篤な感じがします。

　この女性は月経中でしたが，いつもと変わりはなく，2日前まtelまったく健康でした。運ばれてきたとき，意識朦朧としながら，「ちょっと下痢があった」と言いました。

　さぁ，下痢しているし，感染性腸炎でいいのでしょうか。

　発熱と下痢がある。そして，フィジカルをとると，なんの異常もなかった，と，コンサルトのときのカルテには書いてありました。

　発熱と下痢で救急に来ている人で，意識障害と血圧低下まであるので，すでに全身のCTが撮られていました。頭部〜腹部骨盤部まで。しかし，何も異常はありません。意識障害と発熱なので，細菌性髄膜炎も当然疑い，lumbar puncture（腰椎穿刺）もやりましたが，髄液の異常も一切ありませんでした。さあ，熱源がわかりません。

　実はこの患者さんはすでに入院していて広域抗菌薬が入っていたようです。私たちの診察時には，ある程度話ができるまでに回復していましたが，熱源がわからず，実際に採取した血液培養も陰性でした。

　ゆえに，「診断は何だろうか」というコンサルテーションです。あるいは，**すでに投与された抗菌薬をもうやめてよいのか（デ・エスカレーション）。**そういう相談だったのですね。

　こういう症例を診たときにどういうことを考えます？　感染性腸炎でいいでしょうか？　生来健康な人が腸炎でこんなにあっという間にショックになるだろうか，という疑問が起こります。ちょっと普通じゃありませんね。よくある腸炎で，こんな状態になるでしょうか？　合わないところがありますね。common diseaseを鑑別に浮かべたときには，合わない点がないかをみつけにいくことが重要だと思います。

　この患者さんは下痢がちょっとあったぐらいです。頻回な下痢で，吐いて，そして水も飲めなくて，家で暑いなか転がっていたとしたら，脱水でショックになってもいいかもしれませんね。だけど，脱水を疑う腋窩の乾燥，粘膜の乾燥，ツルゴールの低下などの身体所見の異常もまったくないんです。異常がありません。じゃぁ，敗血症なのでしょうか？　血液培養は必ずしも出るわけではありませんが，この患者さんでは血液培養は検出されませんでした。この症例にどうアプローチ

したらいいでしょうか？ だからこそ，悩んで相談が来たのかもしれ
ません。

採血データを確認する

では，採血データをみてみましょう。

一般検査データ

- WBC 21,500/μL, Hb 15.3 g/dL, PLT 9.9万/μL
- PT 15.3, APTT 39.8

- AST 53 IU/L, ALT 32 IU/L, LDH 605 IU/L,
  T-BIL 0.7 mg/dL, CPK 159 IU/L,
  γGTP 25 IU/L
- BUN 41 mg/dL, Cr 2.71 mg/dL
- CRP 27.2 mg/dL

- 尿所見異常なし

白血球が上がっていますね。CRPが27と著明に上昇しています。
この白血球とCRPの値は役に立つでしょうか？ 発熱と意識障害，
ショックで来た人です。採血するときに，白血球とCRPはどれくらい
だと思いますか？ むしろ，白血球が正常でCRPが1だったらおかし
いと思いませんか？ 白血球は1万でCRPは10でも，この数字でも，
そんなもんかなぁ，と思いませんか？ こういうふうに数字を予測し
ておくことは重要です。これがもし，白血球数が正常でCRP
negativeだったら，ちょっとおかしい。感染症ではなくて副腎不全な
のかもしれない。とか非感染症を疑ってしまいますね。しかし，あっ
という間にショックになるような人はCRPがあとから遅れて上がって
くることもあるし，重症感染症の場合には白血球数が下がることもあ

るので，感染症診断に非特異的な白血球数やCRPの大小だけで判断することはできないのですよ。

　この患者さんにとって，ちょっとおかしいのはどこでしょうか。月経中だったが，昨日までは元気だった人が，高熱を出して，あっという間にショックになって，意識障害になりました。採血データではどこがおかしく，どこに注目すべきでしょう？

腎機能に注目する

　それは，腎機能です。1回下痢したぐらいで，あっという間に腎機能が悪くなっています。まさか脱水症ではおかしいですよね？　これはおそらく感染症によって生じたAKI(acute kidney indury：急性腎障害)ですよね。つまり臓器障害。発熱，おそらく感染症に伴う臓器障害。つまり敗血症のサインです。腎機能が悪い。これは重そうです。

　それから，低ナトリウムもちょっとおかしいかもしれません。普通，敗血症ではDIC(disseminated intravascular coagulation：播種性血管内凝固)のような病態で，下がる血小板がむしろ高くて不自然です。慢性炎症でもあったのでしょうか。20代女性で，もし敗血症でいきなり来て，ブルブル震えていたら，圧倒的に多いのは尿路感染症です。でも，この症例では尿はきれいです。尿路感染の場合，無症候性の細菌尿も考えられるため，膿尿の存在だけでは確定診断はできませんが，膿尿がなければ除外診断がおおよそ可能です(例外：尿路閉塞がある，好中球減少がある，など)。

　細菌性髄膜炎も鑑別に考えますよね。重症で意識障害だから。でも，腰椎穿刺をやっても異常はなかったんですよね。さぁ，この患者さんの診断は何でしょうか？

　では，いくつかの選択肢を提示しましょう。

鑑別診断を考える

What is your diagnosis?

A）感染性腸炎
B）髄膜炎菌感染症
C）トキシックショック症候群
D）ツツガムシ病
E）それ以外

このなかから選んでください。

実は白状すると，我々はこの段階で，この患者さんの診断はズバリこうです，とは言えませんでした。ただし，このなかのどれかを疑っていました。

コンサルトのときに，「今の段階ではズバリ診断はいえないけれど，こういう状況を疑っています」とお伝えしました。そして，この後，毎日，回診をして，抗菌薬は1週間で，いったんやめましょう，という話をしたんです。

さぁ，このなかのどれが答えでしょうか？（それ以外かもしれませんけど。笑）。

この人のポイントは，昨日まで元気で，いきなりショックになったということです。ここまで急激に悪くなるのはこれらの特別な感染症がリストに挙がるのです。

●これは感染症？

感染症の場合はだいたい，数日かけて徐々に悪くなっていきます。血管や循環系の病気，たとえば，心筋梗塞や脳卒中，くも膜下出血の場合は，突然バタンと発症します。いちばん足が速いのは血管の病気で突然発症するのが特徴です。3か月かけてゆっくり意識障害が進行してて，それが脳梗塞というのはおかしいですよね。

さて，次に感染症は疾患の足が速くて，基本的に急性発症で，だいたい時間から日の単位で悪化していきます。今，新型コロナウイルスが流行っていますが，あれは1週間ぐらいかけて重症肺炎になっていきます。昨日までまったく元気だった人が，わずか1日であっという間にショックになってしまう。ここがこの症例ではかなり特徴的なんですよ。感染症にしたら，足が速すぎる。例外はたとえば，好中球がまったくない，白血病などの患者さんが緑膿菌の敗血症になるとこういう経過をとることがあります。だけど，この人には免疫不全は今のところありません。

●**脾臓摘出はあるか？**

この病歴だけで，こんなになる感染症は限られていることがわかっています。よくあるのが脾臓をとっている患者さんです。免疫不全は受診時に確認されていない患者でも，実は脾臓がない人。脾臓を切除している人は要注意です。「私，持病はありません」と言っても，実は交通事故で脾損傷して，脾臓をとっていることがあります。交通事故は病気だと思っていませんから。重症敗血症の患者さんでは，手術痕がないか，あるいは画像診断で脾臓があるかを確認しましょう。脾臓がないと，莢膜がある肺炎球菌，インフルエンザ菌，髄膜炎菌などの侵襲性感染症のリスクとなることが有名です。こういったものは熱が出るとあっという間にショックになります。ですから，脾臓をとらざるをえない患者さんでは必ず予防接種を，少なくとも肺炎球菌ワクチンを接種しておくことが大切です。これはしばしば忘れられていて，行われていないこともあるんですよ。

●**感染性心内膜炎？**

次に心臓の弁が壊れてしまう病気。その急性のもの。そう，急性感染性心内膜炎（infective endocarditis：IE）。代表的な原因菌は，黄色ブドウ球菌。発症すると，疣贅が身体中に飛んで，弁は壊れて心不全がひどくなって，急激に病状が悪化することもよくあります。IEというと歯科処置歴にこだわる方もみかけますが，あれは緑色レンサ球菌が代表的な微生物で，亜急性心内膜炎の経過が一般的です。こちらは，しばしば不明熱になり，リウマチ性多発筋痛症や血管炎のような自己免疫疾患と間違えられます。ゆえに血液培養をとり，診断を待ち

ますが，急性心内膜炎を疑えば，血液培養を複数とり黄色ブドウ球菌を主なターゲットに抗菌薬をすみやかに開始する必要があります〔MRSA（methicillin-resistant *Staphylococcus aureus*：メチシリン耐性黄色ブドウ球菌）も考慮して，バンコマイシン＋セフトリアキソンなどで私は開始します〕。

●トキシックショック症候群？

　そしてトキシックショック症候群。この人のような感じですね。女性のタンポンが原因としてあまりにも有名です。月経のときにタンポンに黄色ブドウ球菌が繁殖して，それが毒素を出して，あっという間にショックになるんですね。最近ではむしろ，外科手術後で，押さえているガーゼに黄色ブドウ球菌が繁殖して発症することがあります。あと，カテーテルなどデバイスにも黄色ブドウ球菌が繁殖して，菌が毒素を出してショックになるというのがトキシックショック症候群の病態です。レンサ球菌で生じることもありますが，こちらは血液培養などで菌が証明される一方，黄色ブドウ球菌では菌がみつかりにくいので診断がしばしば難しくなります。

●壊死性筋膜炎？

　壊死性筋膜炎（necrotizing fasciitis）もこのような場合の鑑別に挙がりますね。基礎疾患がない人では溶連菌や*Clostridium*，糖尿病などがあれば，腸内細菌と嫌気性菌，レンサ球菌，黄色ブドウ球菌など複数菌のぐちゃぐちゃな感染症なのですが，海水の曝露があれば*Vibrio vulnificus*，淡水の曝露では*Aeromonas*属のような菌でも壊死性筋膜炎を起こします。ゆえに緊急事態でも病歴の確認は大切です。

●ウイルス性出血熱？　あるいはツツガムシ病？

　さらに，病歴といえば，ないとは思いますが，渡航歴次第ではウイルス性出血熱。エボラウイルス病みたいなのがあるかもしれません。まあ，ちょっと経過は違いますが，いちばんウイルス性出血熱で経験する可能性が高いのはデング熱でしょうかね。私もデングであればもうたくさん経験しています。

　それから，病歴によっては，ツツガムシ病のようなリケッチア疾患も鑑別に挙がりますね。

　さて，今まで挙がった鑑別診断の多くで，進行すると紫斑を呈する

ことがあります。ゆえに，紫斑があって，昨日からショック状態だとすれば，かなり鑑別が絞られていきます。逆に言えば，紫斑を伴う発熱ではより注意が必要であるともいえるのです。

いずれにしろ，このような病歴でこんな経過の患者さんの場合，さきほど挙げたような鑑別くらいしかないだろうと思うんです。

●血液培養は陰性がポイント

さらにこの症例は血液培養が陰性です。したがって，ほぼ感染性心内膜炎はないと思いますね。感染性心内膜炎は，持続的な菌血症を1つの特徴にする病気です。ゆえに血液培養の陰性はかなりまれです。抗菌薬の先行投与さえなければ。培養陰性心内膜炎があるでしょうか？　そう，HACEK（*Haemophilus, Actinobacillus, Cardiobacterium, Eikenella, Kingella*）とか，栄養要求性レンサ球菌とか，真菌とか，*Bartonella*，Q熱，ブルセラとか……。いえいえ，現在の培養システムではHACEKはたいてい検出できますし，これらの微生物の割合はけっこうまれです。培養陰性心内膜炎のいちばんの原因は抗菌薬先行投与であることを肝に銘じ，必ず敗血症を疑ったり，不明熱であったりすれば血液培養を採取しておきたいですね。

●抗菌薬投与前に

髄膜炎菌や肺炎球菌，インフルエンザ菌とかでも，これだけの重症ならおおよそ血液培養が出るでしょうし，そもそも脾臓も切除していません。まぁ，高齢者では，多発性骨髄腫のような液性免疫低下が隠れていることも経験しますが，ちょっとそういう年齢ではないですよね，この症例は。

●山にも海にも行っていない

そして，意識が戻ってから聴取した病歴で，「私，山にも川にも行ってないです。キャンプにも行ってません」と言っているので，ツツガムシ病もない（もちろん刺し口も見当たりませんでした）。

そうなってくると，トキシックショック症候群ではないかなぁ，と我々は疑いましたが，決定打がありませんでした。そこで，我々は毎日回診をして，患者さんの手足を診察しました。

そして，あるとき，これをみつけました。「これが出る！」と思って探してたんです。

皮膚の落屑

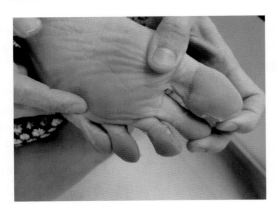

●足の裏を見た！

　どうです，何か異常所見がありませんか？　そうです！　足の裏を見ると，皮が剥けていますよね？　トキシックショック症候群っていうのは時間が経つと，手足の皮膚が落屑してきます。これで，トキシックショック症候群の診断基準を満たしました！　（腟の培養からもTSSI陽性の黄色ブドウ球菌が検出されました。）

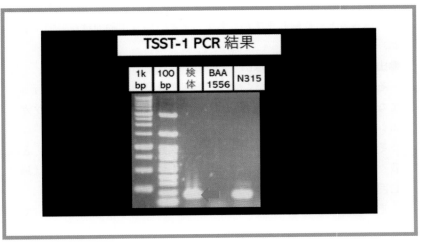

最終診断

黄色ブドウ球菌
トキシックショック症候群

　ちなみに，患者さんの意識がはっきりしてきたら，このような変化を「先生，変なんです」と言って教えてくれるかもしれませんが，痛くもかゆくもない場合は訴えてもくれないんですね。我々は，これが出てくるのではないかと予想して，毎日，観察して，注意深く診ました。そして，出たんです，この所見が。だから，確定診断がついたんです。

ツツガムシ病だったら……

　同じように，この患者さんがもし，山に行って，春先または秋口，キャンプに行った，トレッキングに行った，釣りに行った，そういうのがあって，同じように発熱，頭痛……加えて，幸運にも典型例だと紅斑が出ることもあります。この場合は，ツツガムシ病を疑うわけです。ツツガムシ病といえば？

ツツガムシ病

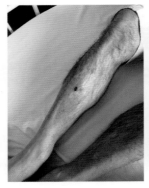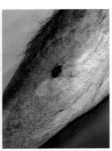

　刺し口（エスカー）を探しましょう。ダニが咬んだ跡ですね。これは男性の患者さんで別の症例です。エスカーは実は痛くないんです。ダニに咬まれたとき，イテテテ……となるのかと思いますが，ならないんです。だから，刺し口をこちらから探しに行かなきゃいけないのです。刺した所が痛かったら，患者さんも覚えています。が，そういう人は少ないのです。こっちが探しに行かなければいけません。農家の人ならだいたい，長袖と長ズボンで予防していますが，農家の女性だったら，お尻を咬まれるというのが有名です。用を足すときに脱いで，そこにダニがつくわけです。したがって，診るべき所はパンツと下着，股の付け根とかです。そこを探さなければいけません。素人で，あまり山に詳しくない人であれば，無防備で出かけているかもしれませんが。

リケッチアだったら……

　リケッチアの場合，咬む所はたいてい肌が露呈して，どこかダニが行き止まるような場所です。私は，かつてゴルフをやっていて，グローブと時計の間に刺し口ができていた症例も経験しました。そして，女性ならブラジャーのような下着の周りで背中，それから太もも，お尻，そういう所にあります。

　繰り返しますが，刺し口はこの病気を疑ってこちらから探しに行くんです。ちなみにこの写真の症例患者さんも，こちらが指摘するまで気づいていませんでした。そのときの患者さんの反応は「なんじゃこりゃー」みたいな感じでした。

　ツツガムシ病はドキシサイクリンのようなテトラサイクリン系抗菌薬を入れると，さっと熱が下がります。時に自然に治ることもありますが，治療が遅れると，しばしば，今回のトキシックショック症候群の症例のように，昨日まで元気な人が今日ショックになって重篤化することがあるようで，ツツガムシ病を含めたリケッチア感染症を鑑別診断に想起すべきです。

　たとえばここで，重症だから外したくないなどと言って，闇雲な広域抗菌薬，たとえばメロペン®とかを入れてもよくなりません。重症だから，カルバペネム。このようなケースでは外れます。ツツガムシ病はテトラサイクリンを選んで投与しないといけません。ちなみに，キノロンも候補ですが，専門家でも意見が割れるので微妙かもしれません。

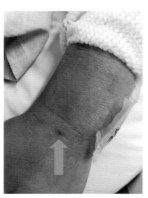
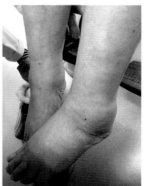

カテーテル関連血流感染　　偽痛風または化膿性関節炎

CRP高値で発熱しているが，熱源がわからない

　さて，ツツガムシ病のように地域や季節によって珍しい病気は，都

会の病院ではなかなか診ないかもしれませんが，都会，田舎にかかわ
らず，よく診るのがこれです。この症例もコンサルトを受けて直接，
ベッドサイドに行った患者さんですが，主治医の先生からは熱源がわ
からないと相談を受けました。

　手の所。青い矢印で指していますが，赤く腫れていて，コリコリな
んです。カテーテル関連血流感染の所見ですよね。が，主治医の先生
には熱源がわからず，「CRP（C-reactive protein：C反応性蛋白）が高
いです，熱が高いです，血圧が下がっちゃいました」と相談されたの
です。ところが，我々には，入院中の発熱ですから，カテーテル関連
血流感染症は最有力な鑑別診断です。あるいは感染症なら，カテーテ
ル尿路感染症，手術部位感染症，院内肺炎やVAP（ventilator-associ-
ated pneumonia：人工呼吸器関連肺炎），*Clostridioies*（*Clostridium*）
difficile infection。それから，感染症でなければ，偽痛風に，DVT（deep
vein thrombosis：深部静脈血栓症）に薬剤熱や何かの薬剤の離脱熱
だったり，血腫の熱だったり。そういうのが多いですよね。

ていねいに，直接患者さんを診て探しに行く

　だから，それを1個ずつていねいに，直接患者さんを診て探しに行
くわけです。

　診に行くと，もうこれ，一発ですよ。「カテーテル大丈夫かなぁ，
尿路大丈夫かなぁ」。1つずつていねいに鑑別診断になる感染部位を
確認する。そうすると，意識が悪くても，この症例では顔をしかめ，
手を跳ね除ける逃避反応がある。

　そりゃあ，患者さんは自分からは痛いって言ってくれません。発熱
して意識障害なんですから。手の逃避反応はありますが，痛いとは言っ
てくれません。あるいは看護師さんは気づいていても，点滴が漏れた
程度だと思っている人もいます。だから我々が診察して，そこを探し
に行かなきゃいけません。

　高齢者の軟部組織感染症でも同じです。「先生，ここが赤くて，痛
くて，痛くて。足が腫れてきたんです」とはなかなか言ってきません。
高齢者の蜂窩織炎や痛風，偽痛風では，なんか意識が変容して，「あの，
おばあちゃん，今日，おかしいんです」と言って家族が連れてくるの

です。そして，熱を測ったら，熱がある。「肺炎でしょう」，あるいは「尿路感染でしょう」ということになって抗菌薬が投与される。が，入院しても熱は下がりません。我々は，誤嚥性肺炎と尿路感染という主治医の診断は(主治医には申し訳ないのですが，)自分の目で確認するまで信じていません。

　だから，我々は，患者さんの所に行くんです。高齢者の場合は，ちゃんと身体所見，その所見の左右差などまで，ていねいに診ます。下半身も必ず診ます。胸とおなかまでしか診ていない医師が多いのです。それで熱源不明。肺炎なし。尿路感染でもないとなると，なんでも熱源不明になってしまいます。

　が，我々は必ず，下半身を診ます。そうすると，左足が腫れているのがわかります(症例写真参照)。くるぶしが腫れて熱感があります。そして，足首を曲げてみると，「イテテテ。痛いわ，やめて，なんでそんなことするの？」となります。認知症のある人は，痛いと言ってくれません。認知症だから。そして，せん妄だったり，ただ元気がないとか。食事を食べなくなっちゃったとか，「なんか急にボケが進んじゃって」といった形で来るんです。我々のほうから探しに行かなきゃいけません。こういうのがあるかどうかと。

寝たきりの患者さんでは臀部を必ず診る

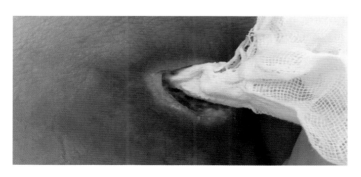

寝たきりの患者は必ず臀部を！

　さらに，寝たきりの高齢者の場合は必ず，ひっくり返します。高齢者，寝たきりの場合はとにかくひっくり返します。そうすると，後ろ（仙骨部やかかとなど）に褥瘡があって，それが熱源のことがあるわけです。

感染性心内膜炎の症例

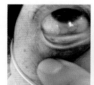
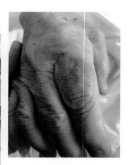
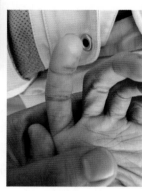

感染性心内膜炎

　最後に，これは典型的な感染性心内膜炎の症例の所見です。目の写真をよく見てください。結膜下の出血があります。出現頻度は教科書的には10％以下だといいます。それから手の親指に，血糖をとったような紫斑が出ています。これは痛くありません。それから，親指の付け根の所。MP（metacarpophalangeal：中手指節）関節の所に赤い腫れがありますよね。これは痛がっています。オスラー結節です。真ん中がジェーンウエー病変です。ジェーンウエー，オスラー結節，結膜下出血。これはIEの有名な身体所見ですが，痛いのはオスラーだけです。だから，患者さんは，目が痛くなったとは言ってくれません。このようなわずかな紫斑も，我々が探すんです。「IEの所見はないかな？　IEじゃないかな？」。そして，そうやって意識的に探せば，みつかる。そして尋ねるのです。「なんか手に黒い斑点があるけど，こんなの前からありましたか」と。意識がわからなくなっている人なら

看護師さんに聞きます。「こんなのありましたか？　ここで血糖をとりましたか？」。「とってません」と言うならおそらくジェーンウエー病変です。

　まとめると，この１例目のコンサルトで何が言いたいかといいますと，これら症例の写真所見は全部，患者さんを直接に診て初めてわかりました。

　褥瘡，偽痛風。カテーテル関連血流感染，感染性心内膜炎(IE)。そしてツツガムシ病。これらの症例写真は全部，我々が相談を受けてから気づいて診断した症例です。ところがコンサルト時点で主治医は気づいていません。気づいていないから，コンサルテーションが来るんです。「オスラー結節が出てまして，ジェーンウエー病変が出て，結膜下出血がみつかって，心雑音が聞こえている人です」とかプレゼンされて，「たぶん感染性心内膜炎だと思います」という形ではめったに相談は来ないんです。

　その主治医の先生が認識していないのだから，カルテには書いてありません。カルテを見ても，そこには答えは書いてないんですよ。

プラチナ流
コンサルトの極意❶

ベッドサイドへ行き
信頼を勝ちとれ

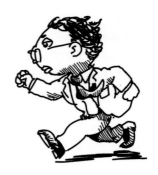

　だから，患者さんをベッドサイドにしっかり診に行かなきゃわかん
ないんですよ。さきほどの例のように，発熱があって，CRPと白血
球の数をみても，病歴的には考えられる可能性は，鑑別診断はこれぐ
らいだろうとしか言えません。その鑑別を詰めて診断をつけることが
できません。コンピュータの画面を見て，この患者さんのCRPはこ
れぐらいだから，白血球はこれぐらいだから，この人の診断はこれ
だ！，とは言えません。つまり抗菌薬だって選べません。主治医の先
生が書いた診断名がこれだから，この薬は効かないから別のものに変
えたほうがいい，とも言えません。そんなことやっちゃダメです。そ
の診断を確認しないと！　うまくいかなきゃ，信頼を得られないし，
もう相談は来ないのです。だから，患者さんを直接に診に行かないコ

ンサルテーションは，原則ありえないんです。

　「術前の予防投与でセファゾリンにアレルギーがあるんですけど，どうしたらいいでしょうか」。そういう場合は必ずしも直接の診察がなくてもいいでしょう。しかし，基本的に患者さんの診断が問題の場合，あるいは治療がうまくいっていないとか，今悪くなっているとか，原因がわからないとか……。そういうコンサルテーションに対して，患者さんを診ないでカルテ診だけで返事をするというのは，失敗したときに信頼を失う可能性が高いです。

　必ず，ベッドサイドに行きましょう。みつけると，すごい説得力があるんですよ。そしたら，主治医にとっても，「先生たちに相談したら，ちゃんと患者さんを診に来てくれた」とわかる。患者さんにとってもそうです。ごまかしはきかない。絶対，信頼度が高まりますよね。

　ベッドサイドに行って，みつけると信頼を勝ちとれる。そして，ベッドサイドに流れる空気を感じることもできるんです。時々，電話だけでやろうとすると，たとえば，感染症科からは「先生，この人，なんか重そうなんで，なんとかマイシン入れておいたほうがいいですよ」となる。ところが，ベッドサイドに行ってみるとわかります。ちょっと治療も撤退気味で，もう患者さんは今にも亡くなる寸前で積極的な治療をするような雰囲気ではない。このようなギャップのある対応では，患者さんを診に来ていないのは明らかになります。そういうコンサルトをやると，信頼がなくなるんですよね。

ベッドサイドに行って，患者を診る。これがコンサルトの第1の最も基本的で，大切な極意である

　ゆえに，必ず感染症コンサルテーションは，ベッドサイドに行く。これは感染症に限らず，です。コンサルテーションっていうのは，ベッドサイドに行って，患者を診なければいけないんです。これが大前提だと思います。これがコンサルトの第1の最も基本的で，大切な極意です。

　とにかく診に行く。診に行って，その患者さんの診察をして状況を確認する。すべての症例で，必ずしも，今回のようにきれいにかっこよくみつからないかもしれませんが，これを実行して愚直に続けてい

くことがヒットにつながる。そしてヒットが続けば信頼につながる。それが積み重なる。これをやっていなくてうまくいかなかった場合は，逆に大きく信頼を落とすことになるんですよ。

コンサルト症例２：生来健康な女性の不明熱

　では，２番目の症例から，コンサルテーションに必要なスキルを学んでみましょう。

　今回は，不明熱の症例です。この患者さんも生来健康でした。ただ，最初の症例と違って，すぐにショックになるのではなく，ずーっと熱が続いています。不明熱だから，定義上は古典的不明熱なら３週間以上続く診断がつかない発熱ということになりますね。

70代女性

- 生来健康
- **２か月続く**発熱，倦怠感
- 各種抗菌薬無効，CRP 14 mg／dLと高値のため紹介

- 最近，**右腕を上げると痛い**
- 血液培養陰性
- 赤沈 67mm／時

クリニックで抗菌薬を処方されたが，２か月熱が下がらない，という相談

　患者さんは70代女性で，健康でしたが，もう２か月も熱が続いていて，だるい。その間，いろいろなクリニックにかかりました。だいたい我々のような専門医のいる大規模病院に来る人はこんな感じですね。なんとかモックスとか，なんとかビットとか，なんとかマックと

か，そういう抗菌薬が処方されましたが，CRPが14と高値で下がりません。そして，紹介されてきました。

　ちなみに，ここです。こういう不明熱のときに，なんとかビットとか，なんとかモックスとかを出さないというのは，研修医先生たち(本当は医療者全体)への教育としてはとても重要だと思います。ですが，たいてい投与されてしまっているのが普通です。ここでカチンときていたら，もう感染症医の仕事できませんよ。現実的には薬が入っているのが普通だと受け入れる。ここで，「ふざけんなよ」と思っちゃいけません。私は最近，「面白いじゃない。証拠消してくれてるんだから，それをなんとか診断しよう」と考えることにしています。

　いろいろ患者さんに病歴を聞いてみて，我々が気づいたのは，「最近，右手上げると痛いんですよね」と，患者さんが言ったことでした。右手を上げると痛い。けっこう元気な患者さんで，普通に外来に何回も通っているんですよ。でも，右手を上げると痛いと言っています。血液培養は何も生えなくて陰性でした。まぁ，抗菌薬がすでに投与されてしまっているからかもしれません。

　赤沈は1時間で67ミリでした。

鑑別診断を考える

　さて，この患者さんの鑑別診断はなんでしょう？

　比較的初老の女性が古典的不明熱で来ました。身体所見で異常はありませんが，だるくて，手を上げると痛い，なんか疲れる，という患者さんです。赤沈が亢進していますが，血培は陰性です。

　診断は何でしょう？

　では選択肢A～Eを提示します。皆さん，どれだと思いますか？

What is your diagnosis?

A）結核
B）肝膿瘍
C）感染性心内膜炎
D）化膿性関節炎
E）それ以外

基礎疾患により，古典的，院内，HIV，好中球減少に分けて考える

　不明熱は場所や基礎疾患により，古典的，院内，HIV（human immunodeficiency virus：ヒト免疫不全ウイルス），好中球減少時の不明熱に分けます。これにより原因が大きく変わります。院内ですと医療関連の感染症や薬剤熱，深部静脈血栓などが多くなりますし，HIVでは結核や*Pneumocystis*，サイトメガロウイルス，悪性リンパ腫などが考えられます。好中球減少ではアスペルギルスなど真菌症が問題になりやすいです。

　さて，この症例はHIVが未検ですが，そのリスクの少なそうな70代女性ですので，古典的不明熱に分類される可能性が高そうですね。さて，古典的不明熱はどういう原因でなりやすいでしょうか？　「古典的不明熱の原因は？」と聞くと，賢明な方は「感染症，悪性腫瘍，自己免疫疾患，その他に分かれます」と答えるでしょう。

　ところが，ここで終わりにしてはいけません。終わりにしたら，不明熱は診断できませんよ。なぜなら，不明熱の患者さんに，「悪性腫瘍か膠原病か感染症か，どれかです」と言ってもそれだけでは方針も，治療も選択することができません。抗菌薬を処方して熱が下がったら「感染症ですね」という医者になってしまいます。そんなことしちゃダメですよ！　つまり，そこまでの知識じゃあ，実戦に役に立たない，不十分なんです。

さらに鑑別診断を進める

　ここから先にさらに分類して，鑑別診断を進めていかなければいけません。不明熱になりやすい病気は決まっています。今の日本では，このような患者さんでは，コンサルトされる前に，血液培養はともかく，CTのような画像診断はハードルが低く，撮られているのが普通ですから，肝膿瘍など画像でみつけられる膿瘍が不明熱になることはめったにありません。日本以外の国，特に発展途上国では，あまりCTはすぐには撮れないので，たぶん，肝膿瘍などの膿瘍性疾患は不明熱の原因に高頻度に鑑別に挙がるのかもしれません。

　さて，どうですか。古典的不明熱になりやすい病気はだいたい決まっています。感染症だったら，亜急性の感染性心内膜炎。そしてなんといっても肺外を中心とした結核。あとは，骨髄炎，椎体炎。まあ画像診断が行われていないなら，なんかの膿瘍もありますね。HIVも忘れちゃいけません。HIV感染がベースにあれば，HIVの不明熱になり，古典的不明熱とは別にカテゴライズする必要があることはすでに説明しました。つまり，不明熱の精査ではHIV検査はよほどのことがないかぎり必須になるということなのですね。ちなみに日本では，HIVだけかなり検査のハードルが高い。コロナより高い。コロナはやれやれと叫ぶ人がいるけれど，HIVはなかなか調べられない。同じ性感染症の梅毒やB型肝炎は勝手に調べているくせに。これは逆に，HIVへの偏見ではないでしょうか。同意書とれ，と。ちなみにHIV検査の文書での同意書は不要であることを厚生労働省は通達しているんですよ（口頭同意は必要）。

　さて，感染症でなければ古典的不明熱の頻度の高い原因には何があるでしょう？　膠原病だったら？　そう，高齢者だったら，やはり血管炎が挙がります。特に，巨細胞性動脈炎や結節性多発動脈炎（polyarteritis nodosa：PAN）。それから若い人なら，大動脈炎症候群。あとはStill病でしょうか（ただ，Still病は年をとってもありえます）。SLE（systemic lupus erythematosus：全身性エリテマトーデス）は抗核抗体が陽性になることが多いので，不明熱になる前にたいてい気づかれて，診断されるでしょうか。特異的な自己抗体がない膠原病，自

己免疫疾患が不明熱になりやすいのですね。

　悪性腫瘍だとしたら，圧倒的に進行した固形がん。そうでなければ血液系の腫瘍，リンパ腫みたいなのが多くなってきます。つまり，CT検査が行われて腫瘍が指摘されない場合，悪性腫瘍なら造血系の腫瘍に要注意になります。悪性リンパ腫ならリンパが腫れるのでは？

　たいていはそうですが，消化管や中枢神経など節外に発症したり，血管の周囲に発生して進展する血管内リンパ腫など，全身から発生しうる悪性リンパ腫は必ずしも腫れ物がみつからないこともあるのです。だから，血管内リンパ腫の診断にはランダムに皮膚を生検して行うことがよくありますね。あと，私は経験がありませんが，左房粘液腫のような良性腫瘍も原因として有名ですね。

　その他に分類されるものであれば，甲状腺機能亢進症。副腎不全のような内分泌のものか，薬剤熱，深部静脈血栓もありますね。

　こういうふうに，ある程度，古典的不明熱になりやすい疾患を特異的に挙げられるようにならなければ実臨床には役に立ちません。頻度が高い疾患のなかから探しにいったほうが効率的ですよね？　ちなみに，今挙げたなかで抗菌薬を1週間飲めば治るものはどれだけあったでしょうか？　膠原病と悪性腫瘍に分類される鑑別診断は当然に消去しましょう。感染症に分類される高頻度の古典的不明熱の原因をみてみると，結核は抗結核薬4剤での治療が標準です。クラビット®が処方されていれば，抗結核作用があるので，中途半端によくなって，診断が遅れたり，単剤投与では耐性化したりします。フロモックス®は結核には効きません。アジスロマイシンも効きません。感染性心内膜炎には原因菌に感受性がある抗菌薬は有効ですが，原則として点滴投与で4～6週間程度，抗菌薬を長期投与して治癒を得る疾患です。3～5日の内服抗菌薬では診断を遅らせて，かえって紛らわしくするだけです。

不明熱では，抗菌薬投与は診断を遅らせるだけ

　つまり，不明熱だと思った段階で抗菌薬を続けていること自体が，不明熱の診断を遅らせちゃうだけなんです。また，抗菌薬を投与して熱が下がらないから感染症は否定的なんて安易なアセスメントも危険

なのです。診断の遅れのせいで，実は不明熱の原因が感染性心内膜炎であったなら，弁が壊れて塞栓症になって医療訴訟になってしまう例はけっこう報告されているのです。このような場合，何か抗菌薬を投与していたということは何の免罪符にもならないのです。

　ここまで考えてみると，この患者さんはリストに挙げたAの結核やCの感染性心内膜炎，あるいは血管炎を含めたEのそれ以外が残りますね。

右手を上げると痛い

　そして，ここから鑑別を絞るためには，身体所見や適切な検査が必要になります。我々は「手を上げると痛い」という患者さんの主訴を考えました。たとえば，リウマチ性多発筋痛症のような自己免疫性やウイルス性の筋炎の場合，一般的には対称的に，近位の筋肉が痛くなります。多発筋炎や皮膚筋炎では，痛くなるというか筋力が低下します。ところが，この患者さんは「手を上げると痛くなる，だるくなる，安静にすると改善する」と言っています。また関節に炎症があれば肩関節の挙上制限のような可動域制限が起こりそうですが，関節の熱感や腫脹も含め一切なし。つまり，化膿性関節炎や関節リウマチを疑うような関節炎の所見はありませんでした。

　では，どう考えたのかというと，閉塞性動脈硬化症(arteriosclerosis obliterans：ASO)という病気がありますね。あれは，歩くに従って，足が痛くなってくるが，休むとまた歩けるようになる病気です。つまり，間欠性跛行ですね。血流が悪くなっているのが原因です。また，検査所見からは，この患者さんは，高齢者の不明熱で赤沈が高値なので，リウマチ性多発筋痛症や血管炎，それから結核や膿瘍を鑑別診断の上位に想起しました。

　そして，この間欠性跛行の存在から，血管の病気，血管炎なのではないか，と考えました。右手を上げると，血流が悪くなる，つまり右手の血管です。そこで，大動脈の造影CTを行いました。

大動脈のアーチのところの毛羽立ちが見えた！

　ほうら，見えましたよ。

造影CT　大動脈弓に血管炎の所見

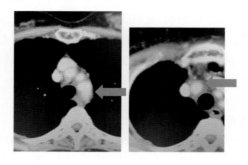

　大動脈のこのアーチの所が毛羽立っているのがわかりますか？　これはPET-CT（positron emission tomography：陽電子放出断層撮影）だともっとよくわかりました。

　ということで診断は……。

最終診断

巨細胞性動脈炎

　巨細胞性動脈炎となります。

　すみやかにリウマチ膠原病専門医へ紹介し，ステロイドと，その後，免疫抑制剤を使って，無事によくなりました。

　この症例を通じてのコンサルテーションに必要なスキル，落としどころやオチについてはまた後で説明しますが，ここでわかるのは，不明熱を診るときに，それなりの知識が必要である，ということです。膠原病の先生にはかなわないでしょうが，膠原病科の知識は必要です。血液の先生にはかなわないでしょうが，その方面の知識ももっていることが必要です。感染症，あるいは不明熱を診るには，その境界になるところの知識がある程度必要になるのです。わかりますか？　決して，微生物や抗菌薬の知識だけのオタクというのではダメなのです。というか，それは感染症専門医の単なる必要条件でしかないのです。

コンサルト症例３：発熱，血小板減少の男性

　では，次の症例にいきましょう。

元気に仕事はしているが，熱が続いて頭痛がするという相談

　熱が続く，頭痛がする，ということでコンサルトがありました。

50代男性

- 生来健康
- ２週前から高熱が続く
- 採血で**血小板減少（1.9万/μL），WBC低下（2,000/μL），肝障害，CRP 0.7 mg/dL**で当科コンサルト

- 造影CTでは**肝脾腫**あり。**リンパ節腫脹なし**
- 骨髄生検では**血球貪食**を認めた
- フェリチン 2,154μg/L
- **EBウイルス-PCR高値**

　50代男性で，2週間ぐらい前から熱が続いていたが，元気に仕事をなさっていました。が，熱が下がらない。実はこの方は医療従事者でしたので，おかしいと考えて，勤務先の病院で採血をしてもらいました。すると，血小板が2万で，白血球は下がっていました。そして，ご本人から，汎血球減少，そして2週間続く高熱ということで，我々に相談が来たわけです。

CTで肝脾腫が見える

　CTを撮ってみると，リンパ節の腫れはありませんが，肝脾腫がありました。フェリチンがちょっと高くて，血球が下がっているので，血球貪食症候群を疑って，血液内科に依頼して骨髄生検も行いました。すると，予想どおり，hemophagocytosis（血球貪食症候群）がみつかりました。純粋にウイルス性の血球貪食症候群なのかもしれませんが，血球貪食症候群はさまざまな感染症や，悪性リンパ腫や自己免疫疾患が背景にあることがあります。また，ウイルス性でもEB（Epstein-Barr）ウイルスだと予後が悪く，注意が必要なのです。そこで，EBウイルスを調べたのですが，伝染性単核球症とは違い，このような場合には抗体ではなくPCR（polymerase chain reaction：ポリメラーゼ連鎖反応）を出す必要があります。すると，EBウイルスのPCRが高かったんですね。

EBウイルスのPCRが高い

　さぁ，最終的な診断がわかりましたか？
　この診断は難しいです。A～Eを提示しますが，いかがでしょう。

What is your diagnosis?

A）粟粒結核

B）播種性ヒストプラズマ症

C）慢性活動性EBウイルス感染症

D）悪性リンパ腫

E）SLE

　Aの粟粒結核でしょうか？　血球減少があって，hemophagocytosisがあってもよいと思いますが，骨髄検査では抗酸菌や肉芽腫は認めませんでした。まあ，これらの所見がなくとも結核を否定するのは難しいのですが，ひとまず，少し可能性が下がったと考えられます。

　2週間続いた発熱。そして，肝脾腫があります。EBのPCRは陽性です。伝染性単核球症でしょうか，慢性活動性EBウイルス感染でしょうか？　どうも両方ともしっくりきませんね。そもそも慢性活動性EBウイルス感染症とするには3か月以上の症状持続が前提のようです。

　たぶん，この診断にはマニアックな知識が必要になります。知らなくても仕方ないかもしれません。でも，マニアックな知識がちょっとあると，この段階でCの慢性活動性EBウイルス感染症か，Dの悪性リンパ腫だということがわかるんです。

　繰り返しになりますが，基本的にhemophagocytosisがある場合は，よくウイルス性で起こってきます。そして，ウイルス性の場合，EBウイルスが予後が悪く，その他のウイルスは自然に治ることがあります。それからほかには，SLEなどの膠原病が隠れているか，悪性リンパ腫が考えられます。

　中高年の男性で，この症状では，SLEとは思えませんよね。そうなってくると，CかDが疑わしいことになります。

　EBのPCRは慢性の活動性EBで説明がつきますし，EBウイルスが関与するリンパ腫が絡んでいると考えても説明がつきます。したがって，

CかDっていうことになるわけです。

　問題はCかDかで，化学療法の内容，治療が変わってくることです。ですから，ここでは，悪性リンパ腫を丹念に探す必要があります。ところが，CTでは，リンパ節はどこも腫れていませんでした。

次にPETを実施

　そこで，この段階でどうしたか。明らかに腫れものがなく，そもそもhemophagocytosisを起こすようなリンパ腫であれば，血管内リンパ腫のような一部の特殊なリンパ腫，あるいはT細胞や，特にNK（natural killer）細胞のリンパ腫が疑わしいのではないかと考えました。これらはけっこう有名な，診断が難しい，予後が悪いリンパ腫ですね。そうなると，副鼻腔などのNT細胞リンパ腫か，血管内リンパ腫などのリンパが腫れないような特殊なリンパ腫じゃないかと考えて，腫瘍の場所，生検をする場所を探す目的で，PETをやりました。苦しまぎれのPETではなく，どこかに取り込みがあるに違いないと思って，PETをやったんですよ。

PET-CT

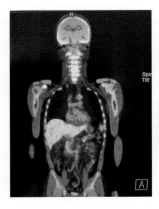

その後，皮膚，肝臓，副鼻腔生検を実施

副鼻腔，肝臓より
CD56陽性の異型細胞の増殖を認めた

副鼻腔の集積が見えた！

そうしたら，このように頸椎に一致した場所や，肝臓に腫瘍を疑う集積が認められました。それからやはり！ 副鼻腔にも取り込んでいます。では生検だ！ しかし，肝生検や頸椎の生検をやろうにも，血小板が少なくて出血するので刺しにくい。そこで，どうしたかというと，耳鼻科に頼んで副鼻腔を検査しました。最初は粘膜に明らかな異常がないということでしたが，もう一度頼んで無理に生検をお願いしたところ，CD56という，NK細胞のマーカーが陽性になり，異常細胞，腫瘍細胞がみつかったのです。

最終診断

節外NK／T細胞リンパ腫

診断はNK細胞リンパ腫です。

境界領域をカバーできる医師になろう！

診断は，もちろん，血液内科の先生と協力して行いました。が，私にもある程度，血液内科の先生にはかなわないなりにもこの領域の知識がありました。

ここは境界領域です。境界領域。野球でいえば，どういう人が守備の名手といえるでしょうか。セカンドだったら……。真正面しかとらないセカンドをどう思いますか？ レフトフライが，セカンドとレフトの間にポトンと落ちたとします。そして，そのセカンドが球を追わ

ずに，「お前（レフト），なんで追わないんだよ，下手くそ」と言ったらどうでしょう？　名手というのは，この間にポトンと落ちる球をうまくとれる，あるいは的確に判断して処理できる人です。

　もし，真正面を落とすようなら，その人はプロとはいえません。それはエラーですが，真正面を，つまり典型例を診断するのは必ずしもプロでなくてもできるのです。しかし，プロのレベル，専門家になるときに，高いレベルの専門家をめざすためには，その周辺領域，境界領域みたいなところに強くならなければいけません。それを追わないのは安全策でしょう。コンサルトされたときに，「これはうちの領域じゃありません」とか「典型的ではない」という返事をする人がいますが，典型的ではない症例のコンサルトで，こういう返事をしていては全然ダメです。試験に出るような典型例だったら，誰にだって診断できます。

　本当のプロは境界領域をキャッチできる，あるいは適切に判断できるってことなんです。両方の領域の全部に詳しくなるのは無理でしょう。ですが，コンサルテーションを受けるかもしれないところの境界領域には強くなければいけないのです。

　我々感染症医は不明熱を診るので，その境界領域である悪性リンパ腫とか，または血管炎とか，そういう疾患の，少なくとも診断についての知識がなければいけません。コンサルテーションをちゃんとやるためには……。

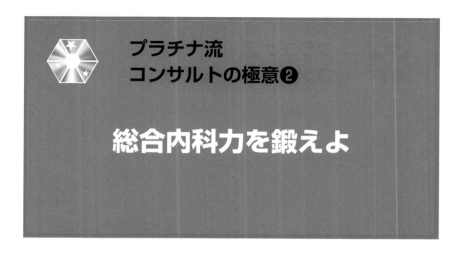

プラチナ流
コンサルトの極意❷

総合内科力を鍛えよ

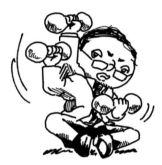

　自分の専門の周辺に関して，強くなければいけないのです。そういった知識を蓄えておく。いいですか。

　ということで，一流のコンサルタントになるには自分の境界の領域，内科医ならその周辺の内科力を鍛えておかなければいけませんし，そこを適切に対処できるようでなければ信頼は得られないのです。もちろん，相手の領域に出過ぎてもいけませんが。

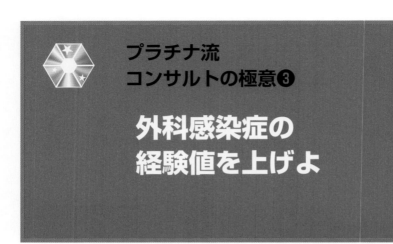

プラチナ流
コンサルトの極意❸

外科感染症の
経験値を上げよ

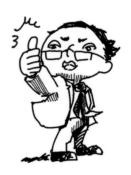

　次に，コンサルトされた症例が内科と外科の狭間な感染症だった場合を考えてみましょう。

　脳外科で手術して，シャント関連の髄膜炎になったとします。この場合，たいてい診るのは神経内科の先生なのでしょうか？　おそらく，神経内科の先生はあんまりシャントの髄膜炎を診たことがないのではないでしょうか（私が診てきた施設ではそうでしたね。そうでなければ失礼しました）。脳外科の先生が基本は一人でがんばっている。そんな施設が多いのではないかなぁ，と。ましてや神経内科以外の内科医が相談されても困っちゃうんじゃないでしょうか。

　一方で，本来，抗菌薬で保存的に治す髄膜炎が脳外科の領域なのかというと，ちょっと微妙かもしれません。そういう狭間のところの感

染症というのが感染症専門医のコンサルトの対象になるわけです。ところが，いまだ病院の感染制御部門の医師のなかには，もともとは呼吸器内科医や血液内科のようなちょっと感染症が多い診療科の先生が兼任していることが多くて，だから，肺炎ならわかるけど，実は髄膜炎とか，骨髄炎とかそういうのはあまり経験がないという方も多いのではないでしょうか。

　ほかにも，心臓外科手術を受けた患者さんの縦隔炎とか，人工弁の心内膜炎とか，人工血管に感染した患者さんとか，整形外科の人工関節に感染した患者さんとか，そういう内科と外科の狭間領域の感染症。実際にこういう狭間にある感染症が難治性であり，現場の主治医（多くは感染症をあまり得意にしていない外科医）は困っており，潜在的なニーズがあるのです。

　つまり，そこの経験値を上げると，感染症のコンサルタントとしての能力に差がついてきます。

　前の症例でもお話ししましたが，これはほかの領域でも同じだと思います。

　自分の真正面に飛んできたボールしかとれないセカンドじゃなくて，境界線，その間になる所をいかに適切に処理できるようになるか，そこで一歩レベルが上がると，専門家，コンサルトとしての信頼が高くなっていきます。

　つまり，内科医が感染症のコンサルトをやるのであれば，外科領域の感染症の経験値をどれだけ上げられるか，です。基本，感染症医は内科医なので，内科研修では経験しきれない。正直，これに関しては外科医から相談をいただかないと，なかなか経験値が積めないんですよ。ですから，腕の差，感染症内科医の腕の差っていうのは，この経験値に大きく左右されるのかなーっというふうに思います。特に，今述べたような内科と外科との境界のところですね。

コンサルト症例４：縦隔炎＋人工血管感染

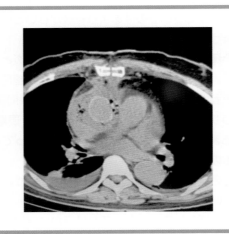

　この画像は縦隔炎です。縦隔炎とか人工血管の感染症について，今まではあまり外科医は内科医に相談する文化がなかったんじゃないでしょうか。相手からすれば，どうせ診たことないだろう，と思うからでしょうね。もちろん，デブリードマンをするのは外科医の仕事だとは思いますが，その後の抗菌薬治療については，今，外科医がそれぞれの感染症への知識を正確に蓄えて，正しく対処するのは難しい状況になっています。ここに僕らの潜在的なニーズがあるわけです。

　外科領域の具体的なコンサルト症例については，この後の３症例でのカンファレンスで深く取り上げたいと思います。

心臓外科の術後の患者の発熱では縦隔炎を疑うこと

　さて，縦隔炎に話を戻しましょう。以前は，咽頭炎がこじれたとか，食道破裂とか，そういうものから縦隔炎になることが多かったのです。咽頭炎から進展したものは，下降性縦隔炎と呼ばれるものです。咽頭の後ろの膿瘍は縦隔につながっているので，風邪をひいてのどが痛くなって，そこから咽後膿瘍になり，進展して最悪の縦隔炎に至ること

もありました。つまり，咽頭炎から縦隔炎になって命がなくなることもありました。昔は抗菌薬があまり処方されなかったのも一因でしょうか。今もこういった患者さんはたまにいますが，めったにお目にかかりません。食道破裂もそんなに毎日みかける病態ではないですよね。しかるに，今，圧倒的に多いのは心臓外科の胸骨正中切開後の手術部位感染としての縦隔炎です。切開を入れた所から手術部位の感染症として術後の縦隔炎を起こすのです。

感染症内科医になるためには，このような感染症に関する系統的な勉強が必要になります。

心臓外科の術後の患者さんは，典型的な浅い部位に手術部位感染が起きれば，胸骨の正中切開の所が，膿んできたり，傷が離開してきたり，発赤，熱感があったりします。こういった表層の手術部位感染（surgical site infection：SSI）の場合，見た目でわかるので，外科医はすぐ気がつきます。

一方，皮膚の下の深部の手術部位感染や縦隔の感染の場合は，皮膚の表面がきれいでも必ずしも否定できません。この場合は，疑えば画像診断が必要になってきます。しばしば，心臓外科の術後の縦隔炎は，皮膚切開した表面がきれいでまったく異常がなくても起こっています。症状は，発熱だけのこともあれば，あるいはたまたまとった血液培養が陽性になることもあります。

つまり，心臓外科の術後の発熱の場合は，いつも以上に血液培養の閾値は低くしなくてはいけません。血液培養が陽性で，特に原因がわからないのであれば，縦隔炎を疑わなければなりません。ここが重要です。心臓外科の術後に特に黄色ブドウ球菌〔メチシリン耐性黄色ブドウ球菌（methicillin-resistant *Staphylococcus aureus*：MRSA）が多いです〕が血液培養で生えたら，縦隔炎である陽性尤度比（likelihood ratio：LR）はなんと20以上です。陽性尤度比は25ですよ。普通のありふれた検査の陽性尤度比は1桁くらい。2桁いくのは心臓カテーテルとか消化管内視鏡で異常があるとか，かなり特異的な数値ですよね。これ，ものすごく高いのです。つまり，心臓外科術後に血液培養が陽性，特に黄色ブドウ球菌が生えた場合には，そうじゃないと

わかるまでは，縦隔炎じゃないかと疑ったほうがいいのです。

　縦隔炎は画像診断すればわかるだろうと思うでしょう？　そのとおり！　確かに縦隔炎の診断にCTの感度は比較的高いです。では，さきほどの術後のCT写真を見てみましょうか。

　縦隔にエアーがありますね。が，これは手術のときに入ってしまったエアーかもしれません。確認したいのは術後の変化です。エアーがあったとしても，特異度に問題があって，特に術後早期の場合には，術後の変化となかなか区別，判断が悩ましい場合があるのです。したがって，心臓外科術後の発熱，縦隔炎の診断にはやはり血液培養が重要になり，何となくの抗菌薬投与をする前に，ハードルを下げて血液培養を採取しておくことが大切になります。

　もちろん，一般的に血液培養で黄色ブドウ球菌が出た場合は，心内膜炎や皮膚軟部組織感染，あるいはカテーテル関連血流感染などのデバイスの感染症の頻度が高いのです。だから，そういった所に異常がないかをしっかり確認しなければいけません。そのうえで，心臓外科術後の患者さんだったら，なおさら縦隔炎を疑わなければいけないんですね。こういう知識が必要です。ほかにも，一時的なペースメーカーなどのワイヤーが入っていて，術後にそれを抜きます。その先端の培養が陰性だと，縦隔炎の可能性は低い。そういう知識がなければいけません。そして，こういう知識があると，コンサルテーションを受けたときに，内科医でもコンサルタントとして外科医の役に立つことができます。これが感染症コンサルテーションを行う前提なんです。

内科のローテーションだけでは経験できない感染症がある

　が，これは内科のローテーションだけでは経験できません。わかりますよね？　なぜなら，これらは心臓外科の術後の感染症だからです。こういう特殊なトレーニングが必要で，1例1例クリアしていくなかで，経験，知識をつけていかなければいけないんです。診断がついたら，適切な抗菌薬を4週とか6週……。そして当然，また創部を開けてデブリを十分にお願いしなければいけません。こういった知識が必要で，その経験が必要だ，ということです。

　しかし，なかなか本当の感染症コンサルテーションのトレーニング

に出ることが難しいという方もたくさんいらっしゃると思います。そんな方のための指針に私の書いた『感染症プラチナマニュアル(以下, プラマニュ)』があります。プラマニュはこのような外科感染症についてもしっかり要点を押さえて提供しております。ぜひ, プラマニュをお供にコンサルテーションの経験値を上げてください。

プラチナエッセンス　縦隔炎

診断

最終的に**胸骨の動揺, 胸骨手術部位の滲出炎症**。しばしば**発熱や菌血症だけ**

- 血液培養の陽性率は半数
- 胸部X線の感度は低い！
- **胸部CT**は, 感度は高いが術後変化のため術後早期には**特異度は乏しい**
- **黄色ブドウ球菌が血液培養から検出**された場合には縦隔炎の可能性が高い
  (＋LR 25) *
- **心周囲ペーシングワイヤーの培養陰性的中率**は高い

治療

- 抗菌薬(４〜６週間)＋デブリードマンが重要
- 抗菌薬は, MRSAを中心にグラム陰性桿菌も初期にカバーする

---

* Fowler VG Jr, Kaye KS, Simel DL, et al. Staphylococcus aureus bacteremia after median sternotomy : clinical utility of blood culture results in the identification of postoperative mediastinitis. Circulation 2003 ; 108 : 73-8. PMID : 12821547

プラチナエッセンス　人工血管感染

診断
- 手術後２〜３か月以降にCT（感度 95％，特異度 85％）にて人工血管周囲の**浮腫，ガス産生，液体貯留の増加，動脈瘤**を認めた場合に強く疑う
- **血液培養**を必ず行うが，血管周囲に感染が限局しているとしばしば陰性
- **CTガイド下で液体の穿刺培養**を提出し判断する
- コアグラーゼ陰性ブドウ球菌（CNS）や黄色ブドウ球菌（合わせておよそ60％）が原因

治療
- 経験的治療はバンコマイシン（VCM）を開始
- 人工血管のデブリードマン，除去と４週間以上の注射抗菌薬治療

コンサルト症例5：CNSシャント感染症

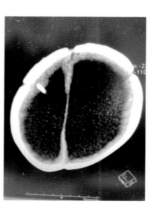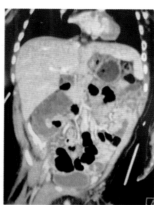

CNSシャント関連の髄膜炎のピットフォール

　次はCNS(central nervous system：中枢神経系)シャントの感染症です。脳外科における，術後の熱や感染合併症として有名です。が，既述のとおり，神経内科でなら経験できるか，というと，必ずしもできないんですよ。シャント関連の髄膜炎はおそらく普通は脳外科がそのまま診ることになっていると思います。

　シャントの髄膜炎の場合，患者さんはどういう症状でやって来るのでしょうか？　ちょっとしたピットフォールがあります。

　細菌性髄膜炎では，重篤な意識障害を来して，発熱，項部硬直を伴います。進行は急激で治療が遅れると予後も悪いため，感染症エマージェンシーであり，疑ったらすぐ腰椎穿刺して，血液培養をとったら抗菌薬をすぐ入れて……というのが細菌性髄膜炎の場合です。CNSシャント髄膜炎は，これと同じように，発熱と意識障害，項部硬直で患者さんはやって来るのでしょうか？

CNSシャント関連の髄膜炎はゆっくり症状が現れることがある

CNSシャント髄膜炎は，場合によっては，比較的ゆっくり症状が現れることがあります。もちろん，菌の種類や患者の免疫力などにもよりますが。そして，そもそもシャントが入っている患者さんは，もともと意識状態が悪かったり，神経的に異常な所見があったりします。項部硬直についても，脳外科での基礎疾患がくも膜下出血の場合には，はじめから陽性所見があるかもしれません。患者さんにシャント入っている場合，水頭症があるから入っているのです。その原因が先天性の水頭症の患者さんもいますが，くも膜下出血などで水頭症になり，シャントが入っているのかもしれません。その場合は，腰椎穿刺して髄液を提出しても，髄液には異常がないかもしれません。だって，脳室とつながっていないから水頭症になるんですから。同じ理由で感染があっても，髄膜刺激症状は出ないかもしれません。既述のとおり，異常があったとしても，もともとの病気のせいかもしれません。脳外科術後の患者さん，きわめて判断が，難しいですよね。

普通の細菌性髄膜炎の場合なら，肺炎球菌や髄膜炎菌などの敗血症が前提に存在し，非常に凶暴な菌が血中を巡り，髄液内に侵入して炎症を引き起こします。そのため，非常に重症で，あっという間に命が奪われてしまうこともあります。比較して，CNSシャント髄膜炎はたいてい，VP（脳室-腹腔）シャントなので菌がデバイスを介して脳室に入るため，そもそも血液培養はめったに陽性になりません。そして，これもまたCNSシャント関連感染でのピットフォールですが，患者さんは腹痛，おなか中に所見が出てやって来ることもあるんです。つまり，CNSシャント髄膜炎という捉え方が間違いなのかもしれません。CNSシャント感染と捉えるべきです。さらに，CNSシャント髄膜炎は，術中に汚染された本来は皮膚の常在菌である表皮ブドウ球菌などの弱い菌がちょっとコンタミして，やがて感染を起こしてくることもありますから，必ずしも急激な意識障害にならない患者さんもいます。

CNSシャント髄膜炎では，シャントを全部抜いて抗菌薬を全身投与する

　患者さんは横隔膜下に膿瘍があって，消化器外科に紹介されているかもしれないし，消化器内科にいるかもしれない。が，消化器内科の先生は普通，CNSシャント感染症なんてあまり診たことありませんから，「なんだろうこれ」となるんです。ここで，我々にコンサルテーションが来ます。CNSシャント髄膜炎なので，先程のメカニズムを思い出してください。髄液はシャントからとる必要がありますから，脳外科医にお願いして，シャントから髄液の培養をとります。さぁ，そうしたら髄液の培養が陽性！　治療はできる限り，シャントを全部抜いて，抗菌薬を全身投与することで成功率が高まります。その辺のことを基本的な知識として知っておかないといけないんですね。

プラチナエッセンス　CNSシャント感染

- 内科エマージェンシーである**市中細菌性髄膜炎とは別物**
- しばしば**発熱なし**
- 髄液の交通が乏しい患者であることから**髄膜刺激症状は出にくい**
- シャント機能不全，**腹痛など腹膜炎の徴候**で発症
- 髄液所見は脳出血や術後変化による異常と区別が困難
- **シャントから髄液を採取**する
- 頭部や**腹部の画像診断**を行う

治療
- シャント，ドレーンチューブの除去（除去しないと20〜40%しか成功しない）＋抗菌薬静注

　こういうことを経験して知識がないと，感染症コンサルトは成り立ちません。この外科領域の独特の感染症をどれだけ経験して，どれだけ知識があるかっていうのは，感染症内科医のコンサルテーションのスキルを上げるために絶対に必要な知識といえます。CNSシャントの感染症は，市中の髄膜炎とは別物なのです。市中の髄膜炎はたいてい発熱しますが，CNSシャント髄膜炎では熱もけっこう出ないことも多いです。

　繰り返しになりますが，髄液の交通が乏しい患者さんなので，髄膜刺激症状は出にくいです。シャントが働かなくて水頭症が悪くなった（シャント機能不全）ということで来たり，あるいは腹膜炎を起こしたり，腹腔内に膿瘍があったりして，つまり，おなかが痛くなってやってくる患者さんもいます。シャントが入っている患者さんが，おなかが痛いと訴えているなら，シャント感染を疑わなければいけません。

　治療についても，ただ髄液培養から出た菌のMIC（minimum inhibitory concentration：最小発育阻止濃度）を見て抗菌薬を指示するだけだったり，「CNSシャント髄膜炎の場合，緑膿菌や表皮ブドウ球菌が多いから，バンコマイシンとモダシン®（セフタジジム）だ！それだけ入れてもらえば終わり！」というコンサルトしていたらダメなんです。本当にCNSシャント髄膜炎なのか，あるいは別の感染症なのかっていう鑑別ができなきゃいけませんし，こういう知識をもとに，相談してきた医師に，根拠をもとにドレナージや異物を抜くという交渉ができないといけません。シャントを抜かなければ成功率はどのくらいで，あるいは入れ替えなしならどれくらい治るのか，髄液内に抗菌薬を入れたほうがよいのか，入れるなら何をどのくらいか，など，脳外科医へ情報提供し，目標に向かい一緒に考えて診療していくなかで信頼が得られ，経験値も高まるのです。カルテを眺めて，ただ抗菌薬を選ぶだけでは感染症内科医のコンサルテーションは十分にはできないのです。感染症医にとって，外科感染症の経験値を上げていくことは感染症内科医として診療の幅を広げるためにもとても重要なことです。

コンサルト症例6：50代の男性の足がものすごく痛いのは筋トレのせい？

さぁ，これは教育的な，いい症例です。

まれだけど見逃せない症例の典型例の臨床像は覚えておく

　これはまだ診たことなかったら，この症例でしっかり臨床像を覚えておきましょう。そのくらいの典型例です。まれな病気の場合には，典型例は覚えてしまうのが実践的で効果的でしょう。まれな病気の患者さんがまれな症状で来たら，幸運がないとたぶんわからないですよ，はっきり言って。ですが，まれな病気はそんなに診るものじゃないから，典型例であればしっかりと想起できるようにしておかなければいけません。特に，そのまれな病気が見逃されてしまったら，命をなくしたり，後遺症が残ってしまうようなものの場合は，まれであっても診断できないといけないのです。そのためには，典型例はしっかり頭に入れておいてほしいです。もしかしたら，感染症医や救急医，皮膚科医，整形外科医，形成外科医でなかったら，生涯に1例しか診ないかもしれませんが，救急外来で遭遇してしまった場合に見逃さないように，この症例を頭に叩き込んでほしいんです。

　50代の男性です。左の足がとても痛いというのでやって来ました。3日前に筋トレをした。別にブチッともいわなかったし，ひねったりもしなかった。だけど，左の足のかかとと，くるぶしが痛い。本人は筋トレの影響かなぁと思っています。すでに，近くの病院で整形外科にかかってMRIが施行されていました。病院じゃなくてクリニックだと思うんですけど，すごいよね。日本の場合，クリニックでMRIが施行されるんですよね。そして，この病気の診断に，MRIは必ずしも役に立たないっていうことがこれでわかるんです。ちなみに前医師の診断名は筋挫傷です。

　この病気の初診時の病名では，圧倒的に筋挫傷とか捻挫，肉離れとされてしまうことが多いです。これも典型的といえますね。その後，どんどん痛くなって，下腿まで，大腿まで痛くなってきました。そし

て救急車で運ばれてきたんです。はじめは，整形の先生が診ましたが，なんだかわからなかった。皮膚は赤くもなく，関節は動かしても痛くないのに，やたら痛がっています。とりあえず，採血をしてみました。苦し紛れの採血……。これが役に立ちました。CRPが異常に高かったんです。だから，整形的に異常はないから内科だと考えて内科に入院させたんですよ。これがその症例です。

主訴：左下肢痛

現病歴：３日前より筋トレ後に左足関節付近に疼痛あり。翌日，某整形外科でMRI施行も筋挫傷と診断。その後，疼痛は増悪し**下腿，大腿部まで上行拡大**したため当院整形受診。**炎症反応高値**であり感染症内科コンサルト

既往歴：Ｂ型肝炎でエンテカビル内服
生活歴：３日前に寿司を食べた。渡航歴なし。機会飲酒

左足がとても痛くて炎症反応が高いという相談

　内科入院になっていて，炎症反応が高いので，感染症内科にコンサルトが来ました。すぐに診察に行くと，50代の男性がベッドに座って，「イテテテ……。モルヒネでもなんでもいいから痛み止め入れてくれ」と言って，冷や汗かいて，じっとしていられずにすごく痛がっています。さぁ，これがバイタルサインです。

バイタルサイン
T 35.4 ℃
HR 72 回 / 分
BP 94 / 62 mmHg
RR 24 回 / 分
SpO₂ 96(Room)%
E4V5M6

　熱 35.4℃。異常はないでしょうか？　これ，注意してくださいね。むしろ体温が低い。低体温は敗血症のサインなんですよ。

　次に，50代の男性が，血圧 94 / 62です。これはどう思いますか？

　むしろちょっと低いんじゃないかと思ったほうがいいですね。次に呼吸数です。24回 / 分です。いわゆる頻呼吸ですね。この人は低体温＋低血圧，そして頻呼吸なんです。これが40℃で血圧 60だったら，たぶんわかると思います。この微妙なものを推論して，重症と判断しなきゃいけないんです。さぁ，この人の皮膚所見です。異常なさそう？でも，よく見るとわかるでしょう？

身体所見

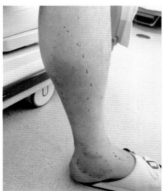

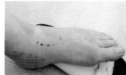

✓全身状態：とにかく，しんどそうでじっとしていられず，冷や汗をかいている。
✓熱感は軽度で，握雪感はない
✓かなりの広範囲を異常に痛がる
✓かすかに発赤と一部紫斑がある
✓境界は不明瞭

見た目では皮膚には異常が少ない

　皮膚の見た目の印象はどうですか？　見た目だけだと重症に見えませんね。それがまっとうな感覚だと思います。覚えてほしいのはこの症例の臨床像です。最初の診断は，MRIを撮って，皮膚がまったく赤くなく，何の異常もないときに下されたんだと思います。だから，肉離れと判断されたのでしょう。が，我々が診たときには，皮膚は一部でうっすらと紫になってきていました。もう診断名，わかりますか？

What is your diagnosis?

A）深部静脈血栓症
B）蜂窩織炎
C）化膿性関節炎
D）壊死性軟部組織感染症
E）それ以外

　Dの壊死性軟部組織感染症，すなわち，壊死性筋膜炎です。

　これが壊死性筋膜炎のプレゼンテーション，典型例です。忘れないでください。やたら痛がっていて，バイタルが悪いのに，見た目では皮膚の所見に異常が認められないときには，この病気を疑ってください。

　逆に，壊死性筋膜炎じゃない「壊死性筋膜炎ですか？」のコンサルトもよくあるんです。「皮膚がすごく赤くて，見た目が重そうなんですけど，壊死性筋膜炎でしょうか」というコンサルトです。でも，診に行くと，痛い，熱があるというけれど，わりと平静で，食事を普通に食べていたり，歩けていたりします。これは壊死性筋膜炎じゃありません。皮膚の見た目に騙されてはいけません。むしろ，このように，皮膚は正常のように見えるけれど，やたらと痛がる，そしてバイタルが悪い場合です。この，マジック引いてある，紫斑の所，見えますよ

ね？　一部に発赤してると思うと，追えなくなる。そして，境界不明瞭な外側の部分を押しても患者さんは痛がります。

　つまり，正常な皮膚(表皮，皮下組織)が海の深さでいえば表層だとすると，筋肉とか筋膜というのは深海です。表面では見えないような炎症が深海で広がっている。これが壊死性筋膜炎のポイントなんですよ。

　そして，深部に炎症があって，表面にのぼってくる血管がやがて壊死してくると，みなさんが想像するような，発赤，その後，水疱，壊死が出てくるわけです。その段階ではもう，手遅れに近い状態になってしまうこともあるんです。そうなる前，疼痛やバイタルサインが皮膚初見に見合わないほど悪いという段階でこの病気を疑わなければいけません。

　採血も行われました。

血液検査所見

血算					
WBC	9,910	/μL	RBC	568	/μL
Neu	93.5	%	Hb	16.8	g/dL
Eo	0.4	%	Ht	51.3	%
Baso	0.0	%	Plt	14.9	/μL
Mo	3.1	%			
Ly	3.0	%			

血液生化学検査						尿検査	
T-Bil	0.9	mg/dL	Na	140	mEq/L	PH	5.5
UA	9.9	mg/dL	K	4.5	mEq/L	潜血	3+
TP	6.8	g/dL	Cl	99	mEq/L	白血球	20〜29/HPF
Alb	3.1	g/dL	Ca	8.5	mEq/L	赤血球	100以上/HPF
AST	39	IU/L	CK	1,053	IU/L	亜硝酸塩	−
ALT	42	IU/L	ミオグロビン	2,455	ng/mL	WBC	+2
ALP	293	IU/L	CRP	22.94	mg/dL		
LDH	273	IU/L	FPG	125	mg/dL		
BUN	36.1	mg/dL					
Cre	5.78	mg/dL					

　しかし，これらの異常はnonspecificですね。確かに炎症反応はすごく高くなっています。でも，これだけで他の炎症性疾患や丹毒，蜂窩織炎と区別はできません。むしろ，腎機能が悪くなっているのは臓器障害があるので重症と判断できますので，ちょっと軽度感染である蜂窩織炎ではおかしいです。そして，CPK（creatine phosphokinase：クレアチンホスホキナーゼ）が高いのも壊死性筋膜炎を示唆しますが，これは上がらないこともありますので，CPK上昇の有無だけで判断してはいけません。むしろ，この臨床像から，診断は壊死性筋膜炎を強く考慮する必要があります。

確定診断に必要なのは画像診断ではなく，デブリードマン

　確定診断に必要なもの，それは採血でも，画像診断でもありません。実際にすでにこの症例はMRIを撮っても診断できていません。それに今現在，血圧が不安定で，この状態で画像診断に行くのもリスクです。ゆえに診断に必要なものは，切開して，壊死性筋膜炎であることを直接確かめるしかなく，それが唯一の方法です。もし確実なら，そのままデブリードマンを行うべきです。抗菌薬だけを入れても壊死性筋膜炎は助かりません。2型壊死性筋膜炎なら溶連菌なので，薬はペニシ

リンGでよいのですが，より広域な抗菌薬をどんなに入れても，つまり，メロペン®だろうとゾシン®だろうと，バンコマイシンを加えても加えなくても，デブリードマンしなければ死亡します。ここで皮膚を試験的に開けるのは外科医の仕事です。

そのまま，試験切開してデブリードマンへ

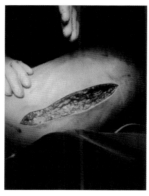
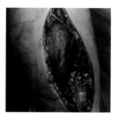
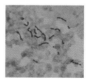

　さて，症例の切開した写真で，黄色く見えているのは比較的に正常な組織です。死んでいる所は一目瞭然ですね。組織は脆弱になり，ずぼずぼ，ずぼずぼ，指が入っていきます。色調は黒く濁っており，まるでイチゴゼリーみたいな色調の滲出液がプシュと溢れ出てきます。間違いなく壊死性筋膜炎の所見です。すみやかに，我々はその部分の組織や滲出液をグラム染色しました。すると，グラム陽性のレンサ球菌が一面に確認できました。これで，重症の劇症型溶連菌の感染症による2型の壊死性筋膜炎であることがわかりました。この感染症は通称，人食いバクテリアと呼ばれている5類感染症です。溶連菌はのちに血液培養からも検出されました。バイタルサインから推測するとトキシックショック症候群を併発しているのでしょう。

発見が遅れると，最悪の場合は手術ができなくなる

　ショックになってバイタルが悪く，DICにより出血傾向がひどけれ

ば，最悪の場合，救命的である，デブリードマン，手術ができません，麻酔をかけられませんと言われてしまい，そうなるともう救命が困難となるのです。この症例のような段階で手術室に送らなければなりません。このことを知っておいてほしいんです。

どちらも壊死性軟部組織感染症！

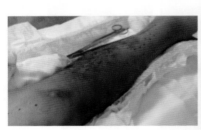 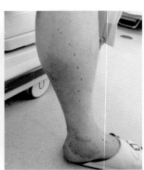

怒られても患者さんの重大な疾患を見逃さないことが大切

　これは典型的な壊死性筋膜炎の症例でしたが，もしかすると，将来，この切開するかどうかの議論で，コンサルタントの際につらい思いをすることがあるかもしれません。疑って，外科医に伝えても，しばしば，この疾患の経験値や理解の違いから，「そんなもん，違うわ」と怒られるかもしれません。もっと紫斑が出て水疱が出るはずとか（上の写真を参照），CPKが上がるはずとか，CTやMRI所見から否定的とか，CRPがもっと上がるはずとか……そういう見当違いの判断で，筋肉痛や蜂窩織炎として帰してしまい，患者さんがその後に亡くなってしまったり，手遅れになったりすることを考えたら，怒られたとしても，「この患者さんを見逃さなくてよかった」と思えるはずです。怒られるのを覚悟で相談してください。私自身，実際にそうだった症例を，後日に麻酔科医から，外科医が躊躇する手術を内科医が勧めるのはいかがなものかとクレームをいただき，悩んだこともあります。

　この解決策としては，日頃から外科系の先生たちとコミュニケーションをとって，コンセンサスを得ておくことが大切です。こういった外科感染症で異物を抜くとかデブリをするとか，いつ開けるとか，心内膜炎の手術のタイミングなどは，外科医といきなりの初対面で意見が合わないことがあります。それがいきなり初対面の場合は，緊迫した場面なので，うまくいかなければ患者さんの予後に大きな影響を及ぼすかもしれません。だから，そういった病気が来たときにどうしたらいいかについて，普段からコミュニケーションをとっておくといいと思います。たとえば，心臓外科の先生から肺炎のコンサルトが入ったときに，ちょっと話をして，「今度，心内膜炎が来たら手術のタイミングってどうですかね」といった話をしておくのです。整形外科から膀胱バルーンが入った尿路感染のESBL（extended spectrum β-lactamase：基質特異性拡張型 β ラクタマーゼ）が出た人の相談を受けたら，その治療を受けつつ，「壊死性筋膜炎はどのタイミングで紹介したらよろしいですか」といった話をしておく。そして，その際のポイントは，「教えてください」という姿勢で意見をうかがっておくことです。そうすると，あの先生はこういう考え方だから，というのが理解できますし，あちらにも，あの先生は壊死性筋膜炎についてよく知ってるんだなとわかり，双方がコンサルトしやすくなるんです。これはさまざまな外科感染症において通用する事前準備になります。

　向こうも顔が見えるから，「あの先生が言うんなら，ちょっと聞いてみようかな」とか，「あいつのアドバイスどおりに対応しようかな」と思ってくれるのではないかなと思うんです。この辺のことは重要ですよね。

プラチナ流
コンサルトの極意❹

日頃から良好な
コミュニケーションを構築せよ

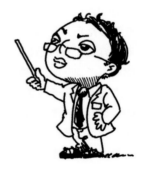

コンサルト症例７：５０代の上腕骨の開放骨折後の骨髄炎

　さて，次は７例目です。

【症例】５１歳男性
【紹介理由】薬剤耐性緑膿菌の治療について
【現病歴】
３か月前にベルトコンベアに左手を手袋ごと挟まれ受傷。
左上腕骨骨幹部開放骨折の診断で緊急手術(デブリードマン，創外固定術)。予防抗菌薬CTX(Gustilo分類ⅢA)を３日間使用
２か月前に感受性良好な緑膿菌による創部感染にてPIPC/TAZで治療し軽快

薬剤耐性の緑膿菌をどう治療したらいいでしょうか，という相談

　51歳の男性で，コンサルトの理由は，薬剤耐性の緑膿菌をどう治療したらいいでしょうかという相談です。

　３か月ぐらい前に，ベルトコンベアで手を手袋ごと挟まれてしまい，上腕骨を開放骨折した患者さんです。緊急手術でデブリして，汚染度が高い手術だったので，抗菌薬としてセフォタキシムを3日間，入れていました。その後，その部分に感染が起きてしまい，ピペラシリン・タゾバクタム(PIPC／TAZ)(ゾシン®)を使って治ったという症例です。

　受傷してから３か月経ったころ，上腕の骨折した部分が痛くなってきて，CRPも上がってきました。そこで，レントゲンを撮ってみたところ，骨髄炎を起こしているようだ，ということでした。

　相談の内容は，「ここで抗菌薬を使おうと思うが，いつとったのかよく覚えていない以前の創部培養から，緑膿菌の耐性菌が出ているら

しい。どうしたらいいでしょうか」というものでした。

コンサルト

受傷後3か月に上腕部の疼痛の訴えと炎症反応の再上昇あり

Xpにて**骨髄炎を疑う所見**あり

過去の培養から薬剤耐性傾向の強い緑膿菌が検出され
感染症科再コンサルト

レントゲン写真上，新しい骨折線があるのはおかしい

　これを見てください。この症例ですが，骨に新しい骨折線が出ています。これはおかしい，確かに，慢性骨髄炎になっているんじゃないかということになります。

コンサルト時　Xp

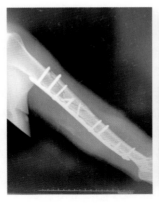
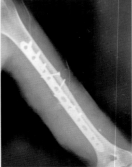

コンサルト時　緑膿菌(スワブ検体)

塗抹：(−)WBC 2＋　ここが大切！

培養：*Pseudomonas aeruginosa*(10 colonies)

AZT R
PIPC R
MEPM S
CAZ R
CFPM I
GM S
AMK S
CPFX S

　以前にとった培養の,問題の緑膿菌薬剤感受性はこういうのでした。ピペラシリン,モダシンに耐性で,キノロンとカルバペネムには感受性があるが,あまり感受性がよくないので,これを意識して治療したほうがいいでしょうか,ということなんです。

　骨の感染症は抗菌薬使用が非常に長くなります。そして,この培養はスワブでこすった検体ですが,スワブの検体というのは,精度が悪い,感度も特異度も低いんです。要は信頼性が低い検体だということです。しかもその培養は,炎症がひどいときのものなのか,何かしらの記念(?)に提出されたものなのか,どのタイミングでとったのかまったくわかりません。

　次に塗抹結果を見てみましょうか。原因菌かの判断には,検体の質を評価すること,それには塗抹,すなわちグラム染色の確認も非常に重要です。

塗抹で見えない緑膿菌を叩くべきか？

この検体では，グラム陰性菌である緑膿菌は塗抹で見えていません。ということは，この緑膿菌を本当に叩くべきかは相当怪しくなります。抗菌薬を入れるとなったら，慢性骨髄炎なので，何か月ぐらい薬が必要になるでしょうか？　この根拠のない培養検体を，冤罪かもしれないものを叩きに行きますか，ということです。耐性化してしまう可能性もありますし，途中で副作用が出るかもしれません。

プラクティスは？

主治医は
保存的に治療したい！

主治医は保存的に治療したいが，我々は異物をとったうえで深部の培養結果をみたい

そもそも，今，体には異物が入っています。異物は原則，とらなきゃいけません。でも，主治医は保存的に抗菌薬だけで治療したいと考えています。

これがコンサルトです。つまり，我々はここを開けて，創外固定をしてもらって，もう1回，中から培養をとってもらってから，結果をみて，抗菌薬を選びたいんです。なぜならば，この緑膿菌は起炎菌とは思えないし，うかつに抗菌薬を入れてしまうと，後で選択肢が非常に難しくなってきます。さらに耐性菌になってしまうかもしれません。実は真の原因菌は創部感染に頻度が高い，黄色ブドウ球菌で感受性が悪ければMRSAなのかもしれません。

そして，もう1つの問題は骨髄炎の治療のための抗菌薬投与期間は非常に長期になることです。長期に抗菌薬を入れるだけではなく，この異物を除去しなければ，この感染症の根治は非常に難しいだろうと思われます。

　何か抗菌薬を入れてから，その後，培養をとれば，真の原因菌が死滅してしまい，検出できなくなる。つまり，偽陰性になってしまうかもしれません。真の原因菌がもし，緑膿菌ではなく，メチシリン感受性ブドウ球菌だったら，狭域なセファゾリンで治せるのに，それにも効いてしまうカルバペネム系のメロペネム（メロペン®）を入れてしまえば培養から出なくなってしまいます。

　見込みとしては3か月以上，抗菌薬が必要ですが，このような治療は菌がわかっているから安全かつ確実に自信をもって継続できるのです。さらに異物はそのまま体に残ります。菌もわからないしよくならない……。その先，相当困ることが予想できますね。

　が，主治医の先生は抗菌薬だけで治療したいと考えています。では，どうするか？

　主治医の先生に今のような説明をする必要があります。説明すると，「わかりました。もう一度開けて培養をとってみます」と言ってくれる先生もいます。が，「とりあえず，科の方針だから，何か抗菌薬を入れたい」と，言われてしまうこともあります。

　さぁ，こういうときにはどうしたらいいでしょうか？

コンサルテーションで意見が合わないときにどうするか？

　これが今回のいちばんのポイントですね。コンサルテーションで意見が合わないときに，どうやって相手を動かすか，ですよ。

　これは感染症医でなくても同じです。別の科の先生たちと意見が合わなくて，自分たちが思ったようにやってもらえないときにどうするか。骨髄穿刺してほしいが，やってもらえない。心臓カテーテルをやってほしいが，やってもらえない。逆に，先生たちが専門家で，内視鏡をやらなくていいと思っているのに，別の科の医師からやってほしいと言われたら，さぁ，どうしたらいいでしょう？

　もちろん，自分たちが間違っているのであれば，考えを改めなくてはいけませんが，自分たちはこれが間違いなくベストプラクティスだと思ったものを，なんとかやってもらえるようにもっていくにはどうしたらいいだろうか？

> ## 主治医の先生とディスカッション
>
> - 穿刺培養提出，ドレナージ
> - 骨感染症の抗菌薬(骨移行性など)
> - 異物は？
> - 治療期間
>
>   意見が合わないとき
> - 経験的治療を行うべきか？

　メリット，デメリットの両方をちゃんと説明して，我々としてはやらないほうがいいと冷静に伝えることは大事だと思います。が，それで通じない人もいます。なかなか難しい問題だと思います。

　見捨てるとか，捨て台詞で「やらなきゃ絶対よくなりませんよ」，と言ってしまうわけにはいきません。一度冷静に説明して，相手はここがよくわかってないと思うときには，もう少し説明してもいいかもしれませんが，説明して通じないときは，同じことを繰り返して，ロジックで説き伏せようとしてもうまくいきません。噛み合わないときは，たぶん感情の問題だったりします。

　新型コロナのPCRも同じです。我々が理屈で必要ないと説明しても，相手は心配なんです。心配で心配でしかたないからPCRをやってほしいんですよ。どうしたらいいでしょうか？

　私は思うんです。たとえば，人と出くわしたときに，不思議なもので，こちらが頭を下げると向こうも下げてきます。挨拶してくれます。無視すると，たいてい無視されます。自分の主張を強行にやろうとすると，向こうも意固地になります。だいたいそういうものなんですよ。物事はだいたい，理屈ではなく，感情が最後は決定するんです。だから，その感情をうまく利用する必要があって，こういうときどうするかっていうと，こっちが譲るのです。「わかりました，先生，大変ですね」と。だけど，私としては譲れない線があります。広域抗菌薬で

あり，耐性菌治療薬としての役割もあり，切り札となるカルバペネム系薬剤は入れたくありません。そして，最終的には，デブリにもっていきたいんです。そこは変わりません。メロペン®を入れて開けたときに培養が陰性になったら，そのままメロペン®を続けざるをえなくなります。我々は，今ここを開けにいかなくても，後で必ず開けにいくことになると思っているわけです。そして，相手は今，抗菌薬を入れないと進まなくなってしまっています。このままでは患者さんの治療は進みません。

我々はメロペン®ではなくピペラシリンを入れてもらいました。検出されている緑膿菌には耐性の薬です。いちばんこの手の感染症に多い，黄色ブドウ球菌にもたいてい効きません。緑膿菌をカバーしないセファゾリンでもよかったのですが，この選択には納得してもらえませんでした。

もし，この緑膿菌が起炎菌であるなら，耐性の薬を入れても後で出てくるかもしれません。もっともらしい菌を叩けるような抗菌薬を入れておけば，菌が出なくても，狭い抗菌薬でそのままいける，そう考えたのです。ピペラシリンにすれば，いちばん多い黄色ブドウ球菌には効かないので生えてくるはずです。そして，この緑膿菌には耐性なので，緑膿菌の耐性化をさらに悪化させる可能性は低いんです。

「先生，わかりました。大変ですね。では，ピペラシリンでいかがでしょうか。緑膿菌には耐性なんですけれども，我々は緑膿菌が起炎菌とは思っていません。運がよければよくなるかもしれないけれども，先生，これでよくならなかったならば，開けませんか」とお話ししました。

そうすると，こちらが一歩譲ったからでしょう。科に持ち帰って，上の先生方と話し合ってくださいました。そしたら，一変して，「やりましょう」ということになったんです。開けてくださいました。

このやり方が正解だったかはわかりませんが，「一歩譲ると相手も一歩譲る」。これは，けっこうコンサルトの極意だと思うんですよね。

交渉の末，洗浄デブリ実施。培養提出

塗抹：（−）WBC 1＋

培養：*Pseudomonas aeruginosa*（30 colonies）

AZT S
PIPC S
MEPM S
CAZ S
CFPM S
GM S
AMK S
CPFX S

PIPC 4 g q6＋GM
で治療

　中を開けてもらったら，結局，真の原因菌は緑膿菌だったのですが，原因菌の緑膿菌の薬剤感受性は良好で，緑膿菌に効く薬には全部感受性でした。患者さんには不幸中の幸いですよ。中を開けて異物を抜いて，外固定を行いました。ピペラシリンを続けて，ゲンタマイシンを併用して使って，うまく治りました。キノロンにも感受性が残ったままです。

　もし，この患者さんに途中でピペラシリンで重篤ではない薬剤アレルギーや副作用が現れたとしても，たとえば，セフェム系のセフタジジム（モダシン®）に変えればいいんです。中止にしても，セフタジジムに感受性があるとわかってますから，安心して治療できますね。さらに副作用が出たら，さらにどうしても内服に切り替えたいとなったら，後でキノロンの内服に変えることもできると自信をもってわかっています。先が見通せるようになりました。

　すべてはこちらの理想どおりには進まないかもしれない。しかし，このような小さな成功を1つずつ地道に積み重ねていくことです。す

ると,「あの先生たちの言うとおりにやったら,患者さんがよくなった,助かった」と思ってもらえるかもしれません。そうすると,また,コンサルトが来るんですよ。そもそも,初めて相談する相手に,いきなり信頼してもらおうということ自体が思い上がりかもしれません。このような小さなヒットを重ねることによって,少しずつ,コンサルトが増えてくるわけです。

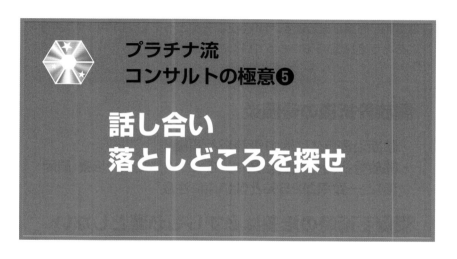

プラチナ流
コンサルトの極意❺

話し合い
落としどころを探せ

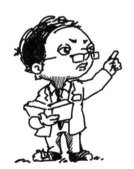

60点を落としどころにしてもいい

　はい。ではこの症例を通じてのコンサルテーションのコツ,それはこれです。「落としどころを探せ」。

　平行線になって意地の張り合いみたいになるのはよくないです。まして喧嘩したら最悪です。もう二度と相談が来なくなります。

　この症例は，本当は我々としては80点，90点をめざして提案をしましたが，場合によっては60点を落としどころにして，次の症例の相談がまた来るようにしたほうがいいこともあります。そうしたら，やがて，自分たちの思うとおりに，協力が得られるようになるかもしれないからです。落としどころを探すのはとっても重要です。そうすれば相手も譲り出します。「いやぁ，先生どうぞ」，「いやいや，先生こそどうぞ」という形にもっていくことです。

開放骨折後の骨髄炎

- 診断治療自体は他の骨髄炎と同様
- 開放骨折時の培養結果は，感染が生じた際の培養（原因菌）と一致率が25％と低い点に注意*

受傷手術時の培養は必ずしも必要としない

---

* Kindsfater K, Jonassen EA. J Orthop Trauma. Osteomyelitis in grade Ⅱ and Ⅲ open tibia fractures with late debridement. J Orthop Trauma 1995 ; 9 : 121-7. PMID : 7776031

　さて，開放骨折後の骨髄炎の話に戻りましょう。今説明したように，開放骨折したときには，そこを拭った培養を出さなくてもいいよ，ということです。そのときの培養を出しても，起因菌ではないかもしれません。むしろ，ほんとに骨髄炎が起きてるんだったら，その時点で，ちゃんと深部の培養を取り直さなければいけません。

予防

- **受傷6時間以内の抗菌薬投与は骨髄炎を予防**する
- Gustilo-Anderson open fracture gradingを参考にしてマネジメントする

> 汚染が少ない傷(Type 1,2)CEZ 2gを8時間ごと
> 汚染が強い場合(Type 3)アミノグリコシド系などで
> グラム陰性菌へのカバーを広げる

✓ **Type3ではグラム陰性菌**の割合が増え,黄色ブドウ球菌ペニシリンやCLDMでの失敗が多かった[*1]

✓ 投与期間は1日～汚染が強い場合でも3日。それ以上の投与は骨髄炎の進展を予防せず耐性菌や副作用リスクとなる[*2]

✓ 破傷風予防を忘れない

[*1] Vasenius J, Tulikoura I, Vainionpää S, et al. Clindamycin versus cloxacillin in the treatment of 240 open fractures. A randomized prospective study. Ann Chir Gynaecol 1998 ; 87 : 224-8. PMID : 9825068

[*2] Pasquale M, Fabian TC. Practice management guidelines for trauma from the Eastern Association for the Surgery of Trauma. J Trauma 1998 ; 44 : 941-56 ; discussion 956-7. PMID : 9637148

骨髄炎の予防について

　そして，骨髄炎の予防に関していえば，Gustilo-Anderson open fracture gradingを参考にすると，汚染が強い場合にはグラム陰性菌が増えてくるからアミノグリコシドを入れることになっていますが，私はわざわざ，ここでアミノグリコシドを入れる必要はないと考えています。我々の病院で行っているようなセフォタキシムとか，第3世代セフェムに広げるやり方は悪くないだろうと思っています。でも，汚染が少なければセファゾリンでいいでしょう。大切なのは，いちばんコモンな黄色ブドウ球菌をまずしっかりカバーするということです

ね。抗菌薬の投与期間は，３日間ぐらいでやめていいと思いますが，それ以上使うことが実際の現場では多いように思います。あと，外傷のときには必ず破傷風の予防接種を受けさせるようにしてくださいね。

コンサルト症例８：肝移植後に繰り返す菌血症

　では，次の症例に行きましょうか。これは感染症好きならとても興味深い，面白い症例ですよ。

50代男性

- **アルコール肝硬変**
- **生体肝移植**を実施し１か月
- **腸球菌菌血症**のため，コンサルト
- １か月以内に菌血症を**３回繰り返し**ている
- **下痢**が出現したが，CDトキシン陰性

肝移植後に菌血症を繰り返している，という相談

　50代の男性が肝硬変になり，肝移植を行いました。１か月が経ったところで，腸球菌の菌血症を起こしたのでコンサルトが来ました。正式なコンサルトはこれが初めてなのですが，過去に３回ぐらい菌血症を起こしていたので，血液培養のリコメンデーションは行っていた症例です。ちょっと下痢しているということで調べたものの，CD〔*Clostridioides*(*Clostridium*)*difficile*〕トキシン抗原検査はともに陰性という症例です。

　この症例の理解には，少し臓器移植関連の感染症に対する事前の知識がないといけませんね。皆さんは肝移植の人はまだ診たことがない

かもしれません。しかし、そんなに身構えて、恐れることはありません。肝移植の人の最初の1か月は普通に手術した人の感染症と同じです。そうすると、基本は手術部位の感染症ですね。つまり、肝移植だったら胆管炎と肝膿瘍、腎移植だったら腎膿瘍や腎尿路感染症です。肺移植だったら肺を手術しているので、やはり肺炎が問題になります。そして、術後やICUでの感染症の鑑別である、尿路感染症、CDI〔*Clostridioides*（*Clostridium*）*difficile* infection〕、カテーテル関連血流感染症が主な原因です。移植してから1か月以上経ってくると、今度は免疫抑制剤を入れていますから、遅れて移植臓器に拒絶反応が起きないように、レシピエントの細胞免疫が低下してきます。そうなってくると、ニューモシスチス肺炎とか、結核を代表とする抗酸菌症とか、クリプトコッカス髄膜炎とか、サイトメガロ感染症のようなヘルペスウイルス属を中心としたウイルス感染とか、アスペルギルス（*Aspergillus*）や接合真菌のような変な糸状真菌症とかも考える必要があります。細胞免疫不全者としての感染症が前面に出てくるんです。

　この症例は、術後1か月ぐらいで明らかに細菌による菌血症を繰り返しているということなので、変わった感染症は、この段階ではあまり考えられないだろう、と思いますね。

What is your diagnosis?

A）術後胆管炎
B）肝膿瘍
C）感染性心内膜炎
D）化膿性血栓性静脈炎
E）それ以外

　さぁ、シンプルに、普通に考えたら診断はどうなるでしょうか？
　肝移植後1か月の患者さんが血液培養が陽性になって腸球菌が検出されています。たとえば、Aの術後胆管炎みたいなものはありえます

ね。Bの肝膿瘍でもいいかもしれません。抗菌薬を入れても菌血症を
繰り返している患者さん。こういうふうに抗菌薬が入っていても，な
かなか血液培養が消えないとか，繰り返す場合には，腸球菌であるこ
とも考慮して，感染性心内膜炎(IE)を考えたいですね。それから，よ
くある持続菌血症のIE以外の鑑別としては，血管の中，中心静脈など
にデバイスが入っていて，そこでカテーテル関連血流感染症の合併症
として，化膿性血栓性静脈炎を起こしている可能性もあります。A～
Eの全部が鑑別になってきますね。

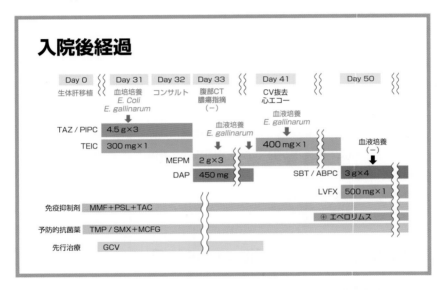

これは実際の症例の経過です。*Escherichia Coli*(大腸菌)，あるい
は*Enterococcus gallinarum, Enterococcus gallinarum, Entero-
coccus gallinarum*，が3回出てきています。*Enterococcus*だから腸
球菌ですね。普通は尿路感染症とか胆管炎とか腹腔内の感染症，そし
て，カテーテル関連血流感染症が考えられます。そして，免疫不全者
の軟部組織の感染症。あと，心内膜炎。こういう感染を起こしやすい
菌です。一方で，腸球菌は肺炎をめったに起こしません。

　そして，持続的に菌血症を起こしています。したがって，これは心
内膜炎とか血栓性静脈炎かな，ということになってきます。

心エコーで疣贅が見えない。異物は抜いたが血液培養が出続ける

ところが, 心エコーをやりましたが, 疣贅が見えないのです。そして, 効くはずの抗菌薬はちゃんと入っています。ダプトマイシンがベストなのかはちょっとわかりませんが……。

あと, 異物が抜けていないと, こういう血栓性静脈炎を起こしている可能性があるので, カテーテルは抜いてもらいました。エコーもやってもらいました。血栓はありません。カテーテルを抜いたけれど, 血液培養は出続けています。繰り返し出ています。

さて, どう思いますか？ 何が起きているのでしょうか？

もちろん胸壁心エコーの疣贅の感度は低いため, これだけで心内膜炎を否定はできません。より感度が高い経食道心エコーも検討しましたが, この方は肝硬変があり, 食道静脈瘤があると推定しました。また全身状態からも実施が難しいと判断し, この時点では, 心内膜炎を前提とした抗菌薬治療を継続することにしたんです。

まぁ, 弁置換にならないのであればやることは変わりませんので, 心内膜炎としての保存的治療をやりつつ, 胸壁エコーで慎重にフォローするというのは実臨床で我々はよくやります。

もちろん, *Enterococcus*にダプトマイシンはちゃんと感受性があります。*Enterococcus gallinarum*ですので*VanC*による耐性か, 当然にバンコマイシンは耐性でしたが, テイコプラニンも感受性があります。ちゃんと有効な抗菌薬はしっかりした投与量で入っています。が, 血液培養が消えないのです。出続けるんです。

患者さんは下痢をしている！ が, CDIは陰性

我々はここで気づきました。ちょっと下痢をしていたんです。下痢をしているけれどもCDIは陰性です。この患者さんは細胞免疫が低下してきています。細胞免疫が低下している人の感染症の原因菌には何があるでしょうか？

細菌だったら, サルモネラ(*Salmonella*), リステリア(*Listeria*), レジオネラ(*Legionella*)。レジオネラは普通, 肺炎を起こす菌ですよね。

それから, 真菌だったら, カンジダ(*Candida*)があります。患者さ

んは細胞免疫が低下しています。このような患者さんのカンジダは血液培養が陽性になるような深在性よりも，口腔内や食道の表層のカンジダのほうが一般的でしょうか。あとはクリプトコッカス（*Cryptococcus*）のような髄膜炎。それからアスペルギルス。特殊な輸入感染症ならヒストプラズマ（*Histoplasma*）やコクシジオイデス（*Coccidioides*）などの特殊な真菌症もあるかもしれません。そして下痢症なら，イソスポーラ（*Isospora*），クリプトスポリジウム（*Cryptosporidium*）などの原虫症もありえますね。ニューモシスチス（*Pneumocystis*）などのカビ……。でも，積極的に疑う臨床像ではなさそうですね。ニューモシスチス肺炎になっているような感じはありませんし，クリプトコッカス髄膜炎みたいな感じでもありません。

もしかして糞線虫？

　我々はここで，消化管の寄生虫の感染症があるのを思い出しました。糞線虫。これは細胞免疫が低下した人の寄生虫感染症です。糞線虫は熱帯地域の感染症で，日本では沖縄や奄美などの風土病ですが，皮膚から入って体の中をめぐり，消化管に寄生する蠕虫に分類される寄生虫です。糞線虫の感染症は，免疫が正常の人は無症状から軽度の下痢です。ちょっと下痢するぐらいです。便を顕微鏡で見ると，ちっちゃい虫が見えることがあり，これで診断します。それが，細胞免疫が低下した人の体の中ではsuperinfectionと呼ばれる過剰感染を起こし，どんどん子孫を残していくんです。どんどん，どんどん増えていきます。腸の中で増えるので，腸の中の細菌を引き連れて一緒に敗血症を起こしたり，あるいは髄膜炎になって敗血症を起こしたりして人を殺していくんですよ。それが糞線虫の過剰感染です。そうすると，腸の中の細菌が細胞免疫の低下している人で繰り返し検出されます。

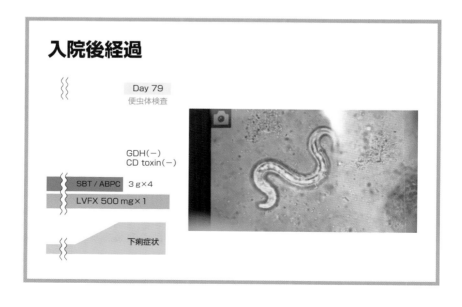

そこでどうしたかと言いますと，「糞線虫はいませんか」と，検査室に頼んでスメアを見てもらったんです。便とか気管の痰とかを普通に生検体で。そして見えました！　これ，本物です。

糞線虫が出た！

こうやって動くんですよ。これがね，たくさん，たくさん。

ちなみにこの患者さんは南米の人です。糞線虫は日本では本州の人にはあまりいません。日本の奄美や沖縄，そして熱帯の人に多いです。我々が糞線虫を想起したのは，この人が熱帯の人だったからでした。

実をいうと，はじめから糞線虫の可能性を考えて，外科医に移植する前，免疫抑制剤を入れる前に調べておいたほうがいい，と伝えていたのです。でも，普通はピンときませんよね，いきなり糞線虫といわれても。仕方がないことだと思いますが，最初は調べなかったんです。

ここで診断がつきました。糞線虫過剰感染症です。抗菌薬だけではなく，寄生虫の薬も入れました。

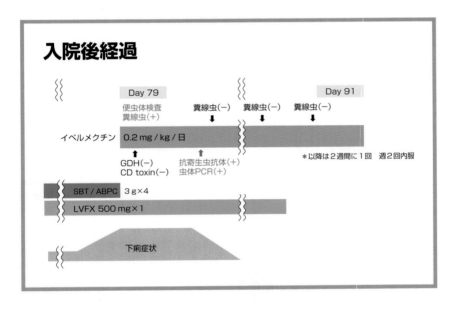

治療薬は大村智先生がみつけたイベルメクチン

イベルメクチンです。この薬，知っていますか？　日本では疥癬の薬として使われています。そして糞線虫です。もしかしたら，コロナにも効くかも，という話になってますね。そう，この薬をみつけたのはノーベル賞をとった大村智先生です。

糞線虫感染症の死亡率は非常に高いです。が，この患者さんは幸い

にも助かりました。菌血症への抗菌薬がちゃんと効いていたのか，免疫の問題なのか，患者さんの運がいいのか。早くみつけて治療したから，なのかもしれません。

最終診断

糞線虫過剰感染症

　ということで，これは糞線虫の過剰感染でした。

糞線虫過剰感染症

- 細胞性免疫障害において，**糞線虫が過剰に自家感染**

- 流行地出身で細胞免疫不全がある患者での重篤な腸内細菌や腸球菌の菌血症，髄膜炎，ARDS±好酸球増加では本疾患を想起

- **便の検鏡**で診断。慢性感染での感度は30～50%，疑えば3回は繰り返す

- 治療は**イベルメクチン**

　この糞線虫の症例で何が言いたいかっていうと，これなんです。

プラチナ流
コンサルトの極意❻

粘り強く
とことん考えろ

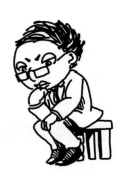

いきなりホームランは無理でも粘り強くいこう！

　この症例は，カッコよく，すぐわかったような感じがするかもしれないけれど，経過のなかでいろいろなものをつぶしていって，これしか残らない，となったわけです。最初は移植前に「糞線虫調べようか」と軽く触れておいたんですよ。「ま，きっとやんないよなー」と思いながら。しかし，うまくいかないときには，どんどん考えていくんですよ，粘り強く。辻褄の合わないところは，考える，考える……。自分たちの考えは間違っているかもしれない，あるいは何かやり残していることがあるかもしれないと，とにかく考える，とことん考える。そして答えが出てくるんです。

　こういった症例を診断して治療すると，信頼を勝ちとりますよ。これはまぁ，ホームランです。ホームランっていうのはめったにいきなり打てるものではなくて，やはりこういう長い経過のなかで，粘り強く，普段からトレーニングして，生まれるものなんです。

　だから，コンサルテーションのときには，わからないからといってすぐ投げ捨ててはいけないんです。わからないことはいっぱいあります。医者が医者に相談してくるわけだから，難しい問題が多いですよ。が，よくわからないときには，経過をみながら，とことんおかしい点を考えていくんです。そうすることで成功率も上がってくるし，信頼も勝ちとれることになってくるわけです。さぁ，最後の症例ですよ。

コンサルト症例９：不明熱の初老男性

　これもなかなかお目にかかれないすごい症例です。こちらを通して，コンサルテーションのコツを学んでいきましょう。不明熱の初老男性の症例です。

タイ在住　60代日本人男性

- **6週間続く，発熱**，倦怠感，体重減少
- 近医で，**セフカペン ピボキシル処方も効果なし**
- 既往歴は糖尿病，虚血性心疾患
- 当院，初回外来での血液培養，尿培養陰性
- 発熱続くため，精査入院のうえ，当科コンサルト

　タイに住んでいる60歳の日本人の男性です。6週間続く発熱と倦怠感，そして体重が減ったということで来院しました。家の近くの先生にフロモックス®（セフカペン ピボキシル）を出されました。当然，当たり前のように効きません。

　いいですか，みなさん。なんだかわからないのにフロモックス®と

か出しちゃダメですよ。もしかしたら，この患者さんにフロモックス®を処方したお医者さんは，患者さんが一見さんで来なくなったから，「俺の出したフロモックス®で風邪が治った」と思ってるかもしれませんね。でも，患者さんは苦しんで，この病院に来てるんですよ。

　苦しんでるのは我々も，です。フロモックス®が出されたことによって，場合によっては診断がマスクされてしまうんです。中途半端に治療されてしまうから，真実がわからなくなるんですよ。

　患者さんに一時しのぎで抗菌薬を出して，その人が再診に来なかったからといって，必ずしも幸せになっているとは限りませんよ。こういった後方病院には，たくさんの抗菌薬を出されて，よくならなくてやってくる患者さんがとても多いんです。風邪なり，何らかのウイルス感染であれば，そして新型コロナだって，たぶん，よくなる人はかなりが自然に治ります。風邪のように，抗菌薬を出さなくても治ってしまう人はけっこう多いと思います。一方で，こういうふうに抗菌薬が出されても，かえって出されたことによって困っている人がそれなりにいるということを知っといてほしいです。

　この患者さんは糖尿病や虚血性心疾患がある人，持病のある人で，1回，うちの病院に来て，血液培養と尿培養をとってもらったけれども培養結果は陰性のようでした。まだ熱は続き，問題は解決していませんから，当然外来でフォローされていました。終わりにしないで，フォローしていたのはよかったです。

抗菌薬を服用しているが熱が6週間続いている，という相談

　そうしたら，熱が続いて，しんどくなってきたんですね。そして，うちの科にコンサルトされてきて，精査のためにうちの診療科で引きとって入院させよう，ということになりました。

外来アセスメント　プロブレムリスト

♯古典的不明熱（HIV未検査）
♯タイ居住
♯糖尿病
♯高血圧，虚血性心疾患
♯セフカペン投与無効

不明熱ではHIVを必ずチェック

　さぁ，診断はなんでしょうか？

　タイに住んでいる人で，日本よりも有病率が高いですから，HIV検査は勧めましたが，本人が嫌だとおっしゃいました。そうなると，余計調べたくなりますけどね。HIVに感染しているかどうかは調べられていない不明熱の人です。

　なぜHIVがポイントかというと，古典的不明熱っていうのは，HIVが陰性であることが必要だからです。不明熱は，古典的不明熱，院内不明熱，あとはHIVの人の不明熱，あと好中球がない人の不明熱に分けることができます。最近の入院歴のない外来の患者さんですし，好中球もちゃんとあるし，化学療法はやっていないので，院内不明熱や好中球減少者の不明熱ではありません。市中の古典的不明熱なら，HIVではないことが重要ですね。HIVが陽性の不明熱ということになると，ニューモシスチスとか結核とか，クリプトコッカスとか，サイトメガロとか，悪性リンパ腫とか，そういうものが上位に挙がります。HIVかどうかで，不明熱の鑑別診断が，がらっと変わってしまうんですよ。

タイに住んでいる点に注意！

　タイに長く住んでいるので，もしかしたら，タイ独特の病気，輸入感染症かもしれませんね。ちなみに東南アジアの不明熱となってくる

と，日本より有病率が高いので，HIVはやっぱり嫌な感じで調べておきたくなります。輸入感染症だとすると，*Salmonella* Typhiの腸チフス。腸チフスだとしたらちょっと経過が長いかもしれませんし，インドのような南アジアのほうがリスクは高いでしょうね。あと，東南アジアでは圧倒的に，デング熱を考えてもいいかもしれません。でも，確かにデング熱はタイでよく流行っていますが，こんなに何か月も熱は続かないでしょう。インフルエンザのように短期間で決着がつく疾患ですね。発熱期間や潜伏期が長いということであれば，あとはアメーバ肝膿瘍とか，ウイルス肝炎なんかもあります。東南アジアでエイズ（acquired immunodeficiency syndrome：後天性免疫不全症候群）basedの人であれば特にアメーバ肝膿瘍ありかもしれませんね，もちろんHIVによらず，クレブシエラ（*Klebsiella*）などによる細菌性肝膿瘍も鑑別に挙がりますが。そして，なんといっても不明熱であれば，結核ですね。これは外せません。決して，肺病変がない，T-SPOT®が陰性といったことで鑑別から除外しないでくださいね。結核はどこの臓器でも発生しますし，そういう肺外結核こそ不明熱になりやすいのです。さて，東南アジアだと，ほかに何か，不明熱の鑑別に特徴的な疾患があるでしょうか？

実は，タイの場合，いくつか風土病があります。特にHIVがあれば，ペニシローシス（現在はtalaromycosisと呼ばれている）というカビがあります。免疫不全者に結核と類似するような肺病変や，水いぼのような発疹，髄膜炎，そして播種性感染を起こします。クリプトコッカス（*Cryptococcus*）も同じような臨床像を示しますね。そういう特殊なカビがあります。HIVとか免疫不全がある患者を中心に，結核のようなプレゼンテーションをとる場合，地域で流行している特殊な真菌を鑑別に挙げることが重要です〔ほかには，北米：コクシジオイデス（*Coccidioides*），ブラストミセス（*Blastomyces*）；南米：パラコクシジオイデス（*Paracoccidioides*）；世界広範：ヒストプラズマ〕。

もう1つ，タイの北東部に，やはり結核と類似したメリオイドーシスという細菌の感染症があります。ご存知ですか？　*Burkholderia pseudomallei*という緑膿菌に近いブドウ糖非発酵菌の一種によって引き起こされる，不思議とオーストラリア北部の一部から東南アジア

などで，特に雨季に流行る感染症です。罹患する患者は，糖尿病の人が多いのが特徴です。

膿瘍が隠れていないか？

　今まで挙げたものはすべて不明熱を起こすのですが，まずは，このような病歴でよりコモンなものとして，どこかに膿瘍が隠れているかもしれません。この患者さんは他の医療機関にかかっておらず，幸か不幸かまだCTを撮っていませんでしたので，肝膿瘍，腎膿瘍，脾膿瘍などの膿瘍があってもおかしくありません。それから，亜急性の感染性心内膜炎も十分考えられます。そう，フロモックス®が出されていますから。血培陰性だけど，1回だけでは，血液培養がフロモックス®によって，消されている可能性(偽陰性)があります。もちろん，フロモックス®の影響なしに，バルトネラ(*Bartonella*)とか，コクシエラ(*Coxiella*)のような培養が陰性になる比較的珍しい菌の感染性心内膜炎もありですが，圧倒的に現場では，抗菌薬処方による血液培養偽陰性が多いですよね。そして，やはり結核です。高齢の患者さんなので，自己免疫疾患であれば，巨細胞性動脈炎などの血管炎，リウマチ性多発筋痛症もあるでしょうか。あるいは悪性腫瘍なら，主に悪性リンパ腫。この辺がこの患者さんの不明熱に対する主な鑑別診断になってくるでしょう。

採血してみた

　そして，採血してみました。

当科受診時検査所見

血液一般検査		血液生化学検査		尿所見	
WBC	16,800 /μL	T-Bil	1.0 mg / dL	定性	
Neut	85.0%	TP	7.3 g / dL	糖	－
Eo	1.0%	Alb	2.6 g / dL	潜血	+2
Ly	3.0%	AST	21 IU / L	蛋白	+2
Mo	12.0%	ALT	34 IU / L	白血球	+3
		Cr	1.16 mg / dL	亜硝酸	－
RBC	434万 /μL	ALP	437 U / L	(沈渣)	
Hb	12.3 g / dL	BUN	23 mg / dL	RBC 5～9 / HPF	
Ht	36.5%	Na	130 mEq / L	WBC 100 以上/HPF	
MCV	84.1 fL	Cl	95 mEq / L		
MCH	28.3 Pg	K	4.4 mEq / L	赤沈 120 mm / 時	
MCHC	33.7%	フェリチン	1,601 μg / L	ANA＜40倍	
Plt	37.8万 /μL	CRP	19.3 mg / dL		

どうですか？

　CRPと白血球はこんな感じでしょうか。両方とも上がっていない，正常値だったらびっくりしますけど，まぁ，上がってるだろうなと想定範囲です。つまり，これだけでは診断を絞れませんね。だから抗菌薬も出せないはずですね！　炎症所見，経験的に結核にしたら，ちょっと高いかなぁ，とは思いますけどね。このデータで心内膜炎でも，膿瘍がどっかにあってもおかしくありませんし，血管炎もありえますね。むしろ，血小板が高いので，これはやっぱり慢性的な炎症経過に矛盾しないと考えるでしょうか。貧血もおそらく炎症性で説明がついてきます。だから慌てない。慌てて抗菌薬を入れないことが大切です。それよりも，腎機能が悪いのが心配ですね。ANCA(antineutrophil cytoplasmic antibody：抗好中球細胞質抗体)血管炎のようなものがないか，気になります。

　ちょっと尿沈渣をみてみましょうか。血尿と蛋白尿が出ていて，少し嫌な感じがしますね。尿の異常ははっきりあります。赤沈が120と

高いので，ここまで赤沈が亢進するような不明熱疾患であれば，膿瘍や結核，骨髄炎，血管炎の可能性が高まります。そこで我々はこの患者さんのどこかに膿瘍がないか，結核は大丈夫か，血管炎は大丈夫か，といったところを考えました。

　結核を考えて，入院させる前にレントゲンを撮りました。

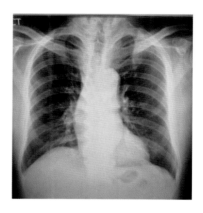

胸部レントゲン写真には結核を疑うものはないが，腹部エコーで腎臓の腫瘍病変が見えた

　胸部レントゲン写真では，典型的な結核を疑うようなものは肺にはありませんでしたが，外来では，簡単に腹部エコーも施行しており，こういうものが見えました。

腹部超音波

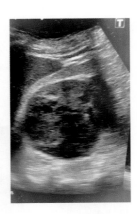

腫瘍？
膿瘍？

　どうも腎臓が腫大して，腎臓の中にいびつに増大している部分があるようです。内部不均一な腫瘤像が見えています。

　そこで，造影CTを撮り，さらに詳細に調べました。

腹部造影CT

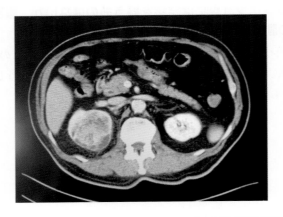

　患者さんは炎症反応を伴っている不明熱で，尿に異常所見がありました。腎臓には腫瘍影があり，内部不均一な腫瘍が認められます。さて，なんでしょうか？　我々はまず腎膿瘍を疑いました。膿瘍はこれまでの推論から予想どおりでしたから，我々はあぁ，やはり膿瘍性疾患，腎膿瘍だったのか，と思いました。鑑別診断として，腎細胞がんはある可能性はありましたが，膿尿があったので，まずは膿瘍を疑ったのです。

What is your diagnosis?

A）腎細胞がん
B）腎膿瘍(黄色ブドウ球菌)
C）腎膿瘍(腸内細菌)
D）腎結核
E）それ以外

私の鑑別診断

♯古典的不明熱
　感染症：膿瘍，IE，結核，HIV
　非感染症：血管炎，悪性リンパ腫，進行がん
♯タイ居住：HIV，マラリア，腸チフス
　　　　　　メリオイドーシス，ペニシローシス
♯糖尿病：深部膿瘍，結核，**メリオイドーシス**

血液培養が出ないのはフロモックス®のせい？

　腎膿瘍だった場合，背景に黄色ブドウ球菌の感染性心内膜炎があり，その塞栓症として腎臓に膿瘍が出来ることも考えられますが，感染性心内膜炎の診断基準で大項目である血液培養は陽性に出ていません。しかし，フロモックス®で消えてしまったのかもしれません。これが抗菌薬開始前の血液培養陰性なら自信をもって心内膜炎ではないだろうと言えるところなのですが……。

　まぁ，シンプルにいちばん考えられるのは，逆行性の腸内細菌の尿路感染症からの腎膿瘍形成でしょう。たとえば，頻度から言えば，圧倒的に大腸菌によるものです。次いで，腎結核でしょうか。我々は，このあたりがこの腫瘍病変の鑑別になってくると考えました。

　そして，加えて，もう1つ。メリオイドーシスもやはり糖尿病があると膿瘍をつくりますので，珍しい病気ではありますが，東南アジアの居住歴を合わせると，これも消去できないと思いました。

　結核，メリオイドーシス，まぁ，通常のグラム陰性菌の腎膿瘍。どれでしょう？

細菌検査

- 尿グラム
  染色　陰性
  培養　陰性

- 血液培養
  初回血液培養陰性

  リピートした血液培養
  好気ボトル2セット　グラム陰性桿菌

取り直しの血液培養の好気ボトル2セットからグラム陰性菌が生えた！

　やはり，というか当然に，まずはまれなものよりも普通の腸内細菌の腎膿瘍として治療しようか，ということになり，尿培養と血液培養を取り直して，細菌性腎膿瘍を疑い，経験的にセフトリアキソンを投与しました。主に大腸菌狙いですね。しかし，最初に採取した血液培養も尿培養も培養陰性でしたね。

　最初の培養は，すでに最初にフロモックス®が入っていたので，フロモックス®が抜けるのを待って，もう一度，血液培養をとり直してから，セフトリアキソンを開始したのです。すると，今度は取り直しの血液培養の好気ボトル2セットからグラム陰性桿菌が生えたんですよ。

　腸内細菌が偶然，好気ボトルから生える可能性はありますが，普通は腸内細菌であれば，好気と嫌気の両方から生えます。好気ボトルだけから生えたので，グラム陰性菌でも，好気性菌を疑うということになります。これは好気性菌であるブドウ糖非発酵菌の緑膿菌の仲間が疑わしい，ということになります。

　しかし，この患者さんは緑膿菌に感染するような病院に入院するなどのリスクがありませんし，緑膿菌にはフロモックス®は効かないのでおそらくたやすく培養が消えることはないでしょう。にもかかわらず，一度，血液培養が出なかったのはなぜでしょうか？　たまたま出なかったのか，部分的に効いて，フロモックス®で隠されていたのでしょうか。

　ここで，やはり我々は，この患者にいきなり緑膿菌の腎膿瘍が起きるだろうか。検出菌は本当に緑膿菌なのだろうか，と疑問をもちました。ひどい糖尿病であれば可能性はあるかもしれませんが，この患者さんの糖尿病はまずまずにコントロールされています。

血液培養で出た菌のグラム染色像は安全ピン様

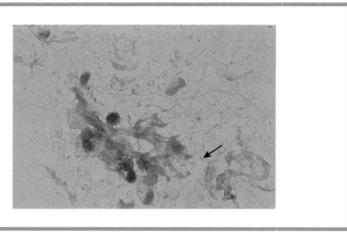

　さて，これは，この血液培養の菌のグラム染色像です。安全ピンに
似ていると言われている，この菌の典型的な形です。そして，感受性
が出てきました。

やっぱり？こんなの生えた！

ブドウ糖非発酵菌(オキシダーゼ陰性)

AZT	R
GM	R
AMK	R
PIPC	S
CAZ	S
CFPM	R
IPM／CS	S
ST	S
MINO	S
LVFX	S

　さて，どんな菌かわかりますか？　これは緑膿菌でしょうか？　違いますよね。なぜか。MINO（ミノサイクリン）がSになるのはおかしいかもしれません。ST〔スルファメトキサゾール・トリメトプリム（ST合剤）〕がSなのも変でしょうか。それ以外は，感受性が別に耐性でもいいですよね。が，これが緑膿菌ではないっていうのはどうしてわかりますか？　この画面に答えはありますよ。感染症の専門家になるのであれば，これは知っていなければいけません。少なくとも，ある程度微生物に詳しい内科医であるなら。

オキシダーゼ陰性

　オキシダーゼですよ。緑膿菌はオキシダーゼを出しています。酵素を出しているから陽性になるはずです。ブドウ糖非発酵菌で，血液培

養で好気培養しか出なくて，オキシダーゼが陽性だったら，たいてい
は緑膿菌でしょう。が，オキシダーゼがネガティブであるなら，同定
結果が緑膿菌ではおかしいんですよね。

　そうすると，アシネトバクター（*Acinetobacter*）とか，院内だと
*Stenotrophomonas maltophilia*とか，そういうちょっと変わったブ
ドウ糖非発酵菌を疑うわけですが，この患者さんはやはり入院したこ
とがないわけですから，いきなりアシネトバクターが来るか，と考え
ると，なおさらおかしいのです。緑膿菌よりもおかしい。

診断はメリオイドーシス

そう，この患者さんの診断は，*Burkholderia pseudomallei*というブ
ドウ糖非発酵菌，緑膿菌の仲間によるメリオイドーシスだったんです。

最終診断

メリオイドーシス
（類鼻疽）
当科へ転科して加療

　これは感染症法の４類に分類されている感染症です。コンサルトさ
れた患者さんでしたが，当科で引きとって，診断をつけて，最後まで
主治医として治療しました。

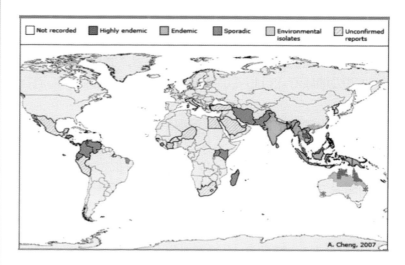

*Burkholderia pseudomallei*と
メリオイドーシスの世界的分布

ピンク色の＊は温帯地方でメリオイドーシスのアウトブレイクが確認された3つの地域である。

（Currie BJ, Dance DA, Cheng AC. The global distribution of Burkholderia pseudomallei and melioidosis : an update. Trans R Soc Trop Med Hyg 2008 ; 102 Suppl 1 : S1-4. PMID : 19121666）。

　*Burkholderia pseudomallei*の世界的な分布です。ほら，見てください。患者さんは，この赤くなっているタイに住んでいてタケノコの刺し身とかを食べていたのです。この菌は土の中にいるようですから。こういう疫学情報はとても重要です。アメリカの一部でいちばん多いのはコクシジオイデスとかヒストプラズマといった真菌がコモンな市中肺炎の原因菌ですし，タイでは，雨季になると，*Burkholderia pseudomallei*による肺炎（メリオイドーシス）がいちばん多いようです。国によってそういうふうに状況が違うんです。疫学情報って重要ですね。

メリオイドーシス　4類感染症

- **細胞内寄生する好気性グラム陰性桿菌**
- グラム染色では**安全ピン様の形態**

- 主にタイ南西部中心とした東南アジア，北部オーストラリアの地域で流行している風土病流行地では雨季に流行

- 細菌は土壌や水に存在し，皮膚や気道を介して感染すると推定
- バイオセーフティーレベル3 検査室内での医療従事者の感染や乳腺炎の母からの乳児への感染の報告がある[*1]

- 健常者も生じうる
- リスク因子　**糖尿病**との親和性が強い
  COPD（慢性閉塞性肺疾患），アルコール依存，慢性腎臓病，悪性腫瘍，免疫抑制剤，HIV，サラセミアなど。罹患も重症化もしやすい
- 培養には，特殊培地（ポリミキシン，アミノグリコシド含む）が必要
- 診断には血液培養，喀痰，膿瘍穿刺液，尿，皮膚スワブ，咽頭培養などを提出

- **潜伏期は1～21日（平均9日）**
  長期潜伏（時に29年）し，再燃することもある[*2]

*1 Ralph A, McBride J, Currie BJ. Halving of mortality of severe melioidosis by ceftazidime. Lancet 1989 ; 2 : 697-701.　PMID : 2570956

*2 Chau PY, Ng WS, Leung YK, et al. Septicemia and suppuration in a Vietnam veteran. Transmission of Burkholderia pseudomallei via breast milk in northern Australia. J Infect Dis 1986 ; 153 : 167-70.　PMID : 2934486

治療

CAZ 2g 8時間ごと[*1]
または
MEPM 1g 8時間ごと
少なくとも10 ～ 14日。
その後，維持経口治療：ST合剤 12 ～ 20週間ほど継続

キノロン系は耐性であり，感受性結果が感受性でも信頼できない[*2]

[*1] White NJ, Dance DA, Chaowagul W, et al. Halving of mortality of severe melioidosis by ceftazidime. Lancet 1989 ; 2 : 697-701.　PMID : 2570956
[*2] Chau PY, Ng WS, Leung YK, et al. In vitro susceptibility of strains of Pseudomonas pseudomallei isolated in Thailand and Hong Kong to some newer beta-lactam antibiotics and quinolone derivatives. J Infect Dis 1986 ; 153 : 167-70. PMID : 2934486

　これはかなりマニアックな疾患ですが，モダシン®（セフタジジム）とかカルバペネム系薬剤を使って，その後，経口のST合剤で長く治療します。この患者さんは完治しました。大きい膿瘍であれば腎臓摘出が必要になりますが，腎臓もとらずにきれいに治ったんです。

最後まで主治医に寄り添う

　さて，この症例でお伝えしたいことは，最後まで主治医に寄り添うことの大切さです。コンサルトを受けて，なかなかわかりませんでしたが，わかるまで最後まで，一緒に患者さんを診ていきました。

治療のエビデンス

✓ 治療期間は８週未満は再発増える[*1]

✓ ST合剤の併用はRCTでは死亡率低下の効果証明されず[*2]

✓ CAZとMEPM やや少しMEPMのほうがよいかもしれない報告[*3]

✓ G-CSFの有用性の報告[*4]

敗血症性ショックではMEPM，G-CSF併用を考慮
前立腺膿瘍，骨感染ではST併用

*1 Pitman MC, Luck T, Marshall CS, et al. Intravenous therapy duration and outcomes in melioidosis : a new treatment paradigm. PLoS Negl Trop Dis 2015 ; 9 : e0003586. PMID : 25811783

*2 Chierakul W, Anunnatsiri S, Short JM, et al. In vitro susceptibility of strains of Pseudomonas pseudomallei isolated in Thailand and Hong Kong to some newer beta-lactam antibiotics and quinolone derivatives. Clin Infect Dis 2005 ; 41 : 1105-13. PMID : 16163628

*3 Cheng AC, Fisher DA, Anstey NM, et al. In vitro susceptibility of strains of Pseudomonas pseudomallei isolated in Thailand and Hong Kong to some newer beta-lactam antibiotics and quinolone derivatives. Antimicrob Agents Chemother 2004 ; 48 : 1763-5. PMID : 15105132

*4 Cheng AC, Stephens DP, Anstey NM, et al. Adjunctive granulocyte colony-stimulating factor for treatment of septic shock due to melioidosis. Clin Infect Dis 2004 ; 38 : 32-7. PMID : 14679445

プラチナ流 コンサルトの極意❼

最後は気持ち，情熱 アクティブコンサルテーション！

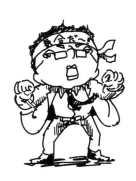

　もちろん，よくある感染症であれば，主治医の先生たちにそのまま診ていただいて，我々はアドバイザーに徹しますが，こういうまれな症例の場合には，我々が引き取って診ますよ，という覚悟でやるということが重要ですね。コンサルテーションの場合，絶対にベッドをもたないという感染症科もあります。アメリカでは，コンサルテーションに対してfeeが出て，日本とは明らかに医療制度が違うので，アメリカの感染症科はベッドをもっていないようです。

　絶対，コンサルトでしか診ませんというスタンスもありですが，こういうふうにアクティブに患者さんを引き受けていくことで，日本の医療現場では，いろんな科からより信頼を得られるのではないかと思うんです。そうすると，「あの患者さんを引き受けてくれたから，今

度はうちでやりますよ」。そういう関係になれると思います。

　普段から，「これはうちじゃありません，うちじゃありません」と言っていると，どんどんその科の評価が落ちていってしまうと思うんです。さっきの話に戻りますが，守備範囲の境界線に落ちるところをしっかりとりに行く。そうすると，その科の評価は上がるはずです。取りに行った人なんだから，評価されるべきで，本当はエラーをしても責めてはいけないと思うんです。だまって立って横で文句を言うような科にはならないほうがいい。こういう気持ちでやっていくと，どの科に行っても，他科から信頼が得られるだろうと思います。

　症例は難しかったかもしれませんが，コンサルテーションの極意はわかっていただけたでしょうか。コンサルテーションは，感染症医だけでなく，ほかの科の医師にとっても大切です。

　まずは，患者さんを診にいくこと。電話だけの対応を極力しないこと。

　それから，自分の科の知識だけではなくて，それにかかわる周辺についても詳しくなること。内科であれば，その領域の外科系にも詳しくならなければいけません。循環器だったら心臓外科のこと，形成外科であれば皮膚科のこと。その周辺の外科系をどれだけ診られるか，というのがコンサルテーションでも重要になります。

　それから，対峙する科と普段からよくコミュニケーションをとっておくこと。

　そして，よくわからないとき，うまくいかないときでも，粘り強く患者さんをフォローしていくこと。最後は自分で引き取って診ますよ，患者さんをよくしようといった気持ち，情熱で患者さんを診るということ。

　そうすると，気持ちが通じるものだと私は思うんです。

　以上が，私が現場で，体で覚えてきた，コンサルテーションの極意です。

　少しでも参考にしていただけたらうれしいです。

Part 2

応用編：カンファレンス

はじめに

岡●Part 1の総論で，私のコンサルトの極意を7つ伝授しました。
　　ここからは，Part 2の応用編として，我々の科で取り組んだ症例を3つ取り上げたいと思います。それらの症例で極意を踏まえ，どのように考え，コンサルテーションを持ち込んだ科の先生とコミュニケーションをとり，患者さんの治療に反映させたかをご紹介したいと思います。

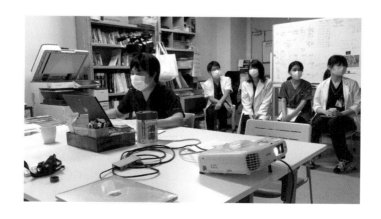

カンファレンス症例1

岡●では，川村隆之先生，最初の症例を紹介してください。

川村●70代の男性で，もともと，*Streptococcus intermedius*という *anginosus*グループのレンサ球菌による肺，膿胸の既往があります。そのほかの既往歴は，心房細動，高血圧，糖尿病がありますが，糖尿病についてはHbA1Cが5.4とコントロール不良はありません。

　膿胸については受診する2か月ぐらい前に診断され，胸腔ドレナージを行って，アンピシリン・スルバクタム（ABPC／SBT）が3週間程度入っただけで，画像的に膿の消失や，肺の膨らみが元に戻ったことは確認されずに患者さんの自己判断と希望で治療が終わっていました。

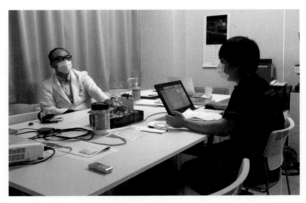

左：岡秀昭先生，右：川村隆之先生

　退院してから全身倦怠感のようなものは続いていたらしいですが，なんとか生活は送れていたようです。そして，膿胸の治療の1か月後，買い物中に体動困難が出現し，自宅に帰ってからは意識障害も出現したということで救急搬送されてきました。受診時には発熱がみられていて，意識レベルはGCS（Glasgow coma scale）スコアで8点しかないような状態でした。発熱，

意識障害がみられていた状態での搬送ということになります。
受診時の頭部造影MRI検査で，リング状造影効果を伴うような多発の腫瘤影を認め，脳膿瘍が疑われました。

岡●この患者さんは過去にストレプトコッカス（*Streptococcus*）の*anginosus*グループによる膿胸の診断を受けて，中途半端に治療が終了になっている。十分治療されないまま自己退院した患者さんですね。その人が発熱，意識障害で再度受診して，MRIを撮ったところ，脳膿瘍が疑われるということですね。

川村●はい。MRIで脳膿瘍を認めました。そして，入院初日より，メロペネム（MEPM）とバンコマイシン（VCM）の併用療法が開始になりました。

岡●この症例はもう画像からアプローチしてよい症例ですね。ちょうどいい画像を見せてください。脳膿瘍がわかりやすいような。T2とT1と。それから，diffusion画像。

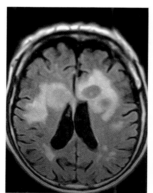 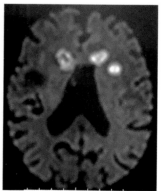

T2 flair 画像　　　　　　diffusion 画像

岡●これいいですね。これ，T2とdiffusionで光っているのが膿瘍ですね。膿瘍か腫瘍か区別が難しいときには，diffusionで比べるといいです。

川村●多発脳膿瘍でよいだろうということでメロペネムとバンコマイ

シンの併用が開始になりました。血液培養は事前にしっかり採取されていました。そして，今後の抗菌薬選択の相談のためにコンサルトが来ました。

70代男性。*Streptococcus intermedius*による膿胸の既往があり。そのほか，心房細動，高血圧，糖尿病があるが，糖尿病はコントロール良好。膿胸については今回の受診の約2か月前に胸腔ドレナージを行って，アンピシリン・スルバクタム（ABPC/SBT）を約3週間投与し治療が終わっていた。
　1か月後，体動困難が出現，意識障害も出現し，救急搬送された。受診時に発熱と意識障害あり。頭部造影MRI検査で，リング状造影効果を伴う多発の腫瘤影を認め，脳膿瘍が疑われた。多発脳膿瘍ということでメロペネムとバンコマイシンの併用が開始になった。

コンサルト▶この後，どの抗菌薬を選択したらよいですか？

岡●*Streptococcus*のanginosusグループの膿胸の治療が患者さんの自己責任で中止されて，その後，発熱，意識障害が再燃して受診した患者さん。画像で肺の膿瘍と思われる病変があって，すでに主治医によりメロペネムとバンコマイシンが始まった状態で，抗菌薬の相談，感染症コンサルトということでいいですかね。

川村●はい。受診時のほかの検査追加として，膿胸の状態を確認しておいたほうがいいということで胸部CTを撮像しましたが，やはりドレナージ不良の胸水が残存していましたので，胸水のドレナージと検体の培養を行うことを提案いたしました。

岡●つまり，膿胸が残っているかもしれないから，そこを刺すことでドレナージとともに，菌が証明できるんじゃないかということですね。

川村●はい，そうです。

岡●通常，脳膿瘍の場合には，1つのメカニズムは血行性に脳に飛

んでいきます。心内膜炎とかの場合ですね。また，肺に病変が
あると，肺から飛んでいくこともあります。特にノカルジアな
どの一部の病気は肺から脳へいくこともあります。肺と中枢神
経ではクリプトコッカスも忘れてはいけませんね。それから，
2つ目のメカニズムとして，周りの解剖的なものから波及して
いきます。つまり，副鼻腔炎とか，虫歯からの上顎骨髄炎，中
耳炎，そういう所から波及して脳膿瘍になることもありますね。
その病態生理によって起炎菌が決まってきます。血行性に飛ん
でいくときにはだいたい1つの菌で起こることが多いです。が，
いろんな周りの解剖的な所から乗り越えて頭に入るときには複
数菌であることが多いですね。だから，この患者さんの脳膿瘍
の起炎菌は推定としては肺膿瘍が治療不十分でそれと同じ菌
で，肺から頭に菌が飛んで再発したんだろうというのがいちば
ん疑わしいんですよね。

⇒コンサルトの極意❷
総合内科力を鍛えよ

川村●はい。今のご指摘のとおりですが，結果的に血液培養は2セッ
　　トとも陰性で，背景として感染性心内膜炎も疑って，念のため，
　　経胸壁心臓超音波検査もしていただきましたが，感染性心内膜
　　炎(infective endocarditis：IE)を疑うような疣贅は認められ
　　ませんでした。そして，穿刺した胸水の部分の培養については，
　　同様に*Streptococcus intermedius*の培養がみられました。

　岡●では，胸水の培養からも菌は出たんですね。

川村●はい。副鼻腔からの波及を疑うような副鼻腔炎は画像所見では
　　なかったことから，やはり同微生物による膿胸から多発脳膿瘍
　　に波及したのではないかと考えました。

　岡●ちなみに，この*Streptococcus*の*anginosus*グループの菌と
　　いうのは，*intermedius*や*constellatus*などを含めて昔は
　　*milleri*グループと呼ばれていました。さて，これはどんな菌で
　　しょうか？

川村●これは，緑色レンサ球菌の1種類で，基本的にヒトの口腔内とか
　　　に常在しているような微生物です。血流に入って感染性心内
　　　膜炎を起こしたり，気道に侵入して膿胸，肺化膿症を起こした
　　　り……。

　岡●そうですね。きわめて膿瘍をつくりやすい菌ですね！　グラム
　　　染色では小型なグラム陽性の連鎖状の細菌で，溶血性はアルファ
　　　溶血でビリダンス（緑色レンサ球菌）のようですが，時にベータ
　　　溶血を示すなど溶血性はvariableで，IEはビリダンスのなか
　　　では起こしにくいほうなんですよね。ただし，膿瘍はつくりや
　　　すいので，血液培養からこれが出たら，体に膿瘍がないかを探
　　　しにいかなければいけません。
　　　　この患者さんはもともと肺膿瘍があって，さらに脳膿瘍があ
　　　りますが，膿瘍の菌としては非常にもっともらしい菌が出たと
　　　いうことです。治療はペニシリンが効きますが，問題はこの
　　　milleri（*anginosus*）と思われるこの*intermedius*を原因菌と
　　　判断していいかどうかですね。グラム染色上はグラム陽性菌し
　　　か見えていませんね。
　　　　膿胸自体が通常，ポリマイクロバイアル（複数菌）で嫌気性菌
　　　が一緒に絡むことが多いですよね。

川村●はい。したがって，今回に関してはこの微生物と，検出されて
　　　いない嫌気性菌の関与を考慮して，第9病日より，セフトリア
　　　キソン（CTRX）とメトロニダゾール（MNZ）の併用に変更しまし
　　　た。

　岡●これが，コンサルトの我々の答えですね。血行性では1菌種類
　　　が一般的ですが，原発の肺膿瘍のほうは嫌気性菌がいると判断
　　　したほうがいいでしょうね。

川村●そうですね。脳膿瘍に関しては多発しているということもあっ
　　　たので，ドレナージを推奨したのですが，主科の意向で，保存
　　　的加療が行われることになりました。

　岡●一般的には脳膿瘍のドレナージの適応はどうですか？

川村●多発していて小さい場合には，微生物の特定のためにというの
　　　が主な理由だと思うんですが，一応穿刺してドレナージ，つま

り検体をとることは推奨されていると思います。ただ，今回は胸水から培養が陽性になっているので，微生物の特定という意味では穿刺は必須ではないと考えました。

岡●今回は陰性だったけど，血液培養で原因菌が仮に検出できた場合も同様な考え方ですね。

川村●はい。また，サイズ次第では穿刺の適応になることもありますが，今回の症例では最大3センチ径なのでサイズ的には無理に穿刺しなくてもよいかと考えました。

⇒コンサルトの極意❸
外科感染症の経験値を上げよ

岡●サイズが小さい場合には，起炎菌検索の目的以外ではやらなくてもいいと思いますが，5センチくらいになると，一般的には，ドレナージとしての穿刺をしたほうがいいですね。

　一方で，脳膿瘍の場合にはアプローチが難しい場合がありますね。脳外科の先生でも，そうしても無理，ということもありますよね。

　あと，脳膿瘍の予後が悪くなるとしたら，どんなことがありますか？

川村●脳膿瘍の予後が悪くなるとすれば，それがたとえば脳室に穿波してしまうとかですね。

岡●そうですね。側脳室の前角に及んでいるので，これを穿波してしまうと急変する恐れがありますよね。

川村●はい。

岡●あと，やはりseizureですよね。症候性てんかんが発生する可能性があるかもしれませんね。

川村●そして，セフトリアキソン(CTRX)，メトロニダゾール(MNZ)に変更してからの状態なんですが，頭部CTで膿瘍のサイズをフォローしていたところ，確かに縮小がみられていたので，我々としては抗菌薬が外れていない経過だと判断しました。

　ところが，第12病日に，発熱とCRP(C-reactive protein：

C反応性蛋白）の上昇がありました。CTで脳膿瘍の拡大を認めていない状況だったんですけど，主科から，抗菌薬が外れているのではないかという質問がありました。

このときのデータなんですが……確かにCRPがもともとゼロ近くまで下がっていたのが13に上がっていたので何か起きたのかとは思うんですが，今まで頭のCTの経過で抗菌薬が外れている経過ではなかったので，むしろ新規に何か新しい感染症や炎症が上がるイベントを起こしたのではないかということで，患者さんの……。

岡●抗菌薬が外れている経過じゃないというのは，神経症状と画像所見が改善していたことから判断したんですよね。

川村●そうです。ただ，もともと意識の予後は悪い状態なので，明らかな改善ではありませんでしたが，意識状態が悪くなることはなかったのです。そして，画像上，脳膿瘍も縮小していたので，我々としては，新規に何か起きたんじゃないかと考えました。

岡●CRPが上昇した理由はどういうふうに考えたんですか。

川村●まず，入院中に新規の発熱，炎症エピソードがあったということで，入院中によくあるような，肺炎，尿路感染，CRBSI（catheter-related blood stream infection：カテーテル関連血流感染），クロストリジオイデス腸炎などの原因，あと感染症以外であれば，痛風，偽痛風，DVT（deep vein thrombosis：深部静脈血栓症）などといった，非感染性疾患を考えました。

もう1つは原疾患の脳膿瘍で何か起きた可能性がある，ということで，さっきお話しした脳膿瘍が脳室に穿波することが起こりうる合併症だったので，頭部MRIで確認していただきました。

⇒コンサルトの極意❻
粘り強くとことん考えろ

岡●意識とかは悪くなっていなかったんですね？

川村●そうですね。明らかに意識が急激に悪化したということはなか

　ったです。結果としては，肺炎や尿路感染，CRBSIを疑うような身体所見や検査所見は出ておらず，同様に，痛風，偽痛風，DVTなどを疑うような所見もありませんでした。
　　ところが，頭のMRIを確認してみると，膿瘍のサイズそのものは変化はなかったのですが……。

岡●脳室の中に蓄膿……。

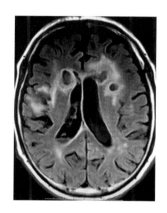

川村●そうです。脳室の中に液体貯留がみられていて，膿瘍が脳室内に穿波したことによって，新しく炎症が起きたと判断いたしました。これについてはすぐに，液体貯留に対しては穿刺を行っていただいて，穿刺液のグラム染色を行ったところ，一面にレンサ球菌が見えました。形状は比較的長い連鎖のちっちゃい小球菌，GPC(gram positive cocci：グラム陽性球菌)……。

岡●形状はレンサ球菌と矛盾はしないわけですね。

川村●はい。

岡●ビリダンスグループですね。

川村●抗菌薬の変更ではなく，外科的なドレナージが必要であるというふうに推奨して，抗菌薬はレンサ球菌に対して……。

岡●炎症も下がってレスポンスしていたけど，そこでおそらくruptureをして，脳室炎を起こしてしまって，炎症が起こった。

　　　だけど，それまでの抗菌薬が効いていたことから考えて，肺の
　　　もので一元的に脳へ飛んだと推定していた。が，そこをドレナー
　　　ジしたものからレンサ球菌がグラム染色で見えているので，
　　　抗菌薬は効いているけれども，脳室穿波したために新たに脳室
　　　炎が起きたと考えた，ということですね。

川村●はい。

　　岡●だから，抗菌薬は変えなくていいというのが我々の判断。

川村●はい。

　　岡●だけど，主科の先生は納得してくれるでしょうか。たとえば，
　　　これは抗菌薬が効いていなかったから穿波したんだと考えるの
　　　では？

川村●確かにその，いちばん最初に使っていたメロペネムに変えたほ
　　　うがいいんじゃないかという主科の意見もありました。そのと
　　　きは，明らかにレンサ球菌を疑うような像がグラム染色で見え
　　　るということ，グラム染色で見えているということは，かなり
　　　の菌量であってそこのドレナージが必要であることをまずお伝
　　　えしました。そして，もう1つ，レンサ球菌に対して抗菌活性
　　　が高いものは決してメロペネムではなくて，今回の病態を考え
　　　ればセフトリアキソンがいいのではないかということを説明し
　　　たところ，納得していただけました。

　　岡●先生は患者さんを毎日フォローしてくれていますか？

川村●基本的には，はいそうです。

　　岡●患者さんの所に診に行っていて，主治医とはどういうふうにコ
　　　ミュニケーションをとっていますか？
　　　　直接電話で話したり一緒に会ったりしていますか？

川村●はい。

　　岡●やはり，ちゃんと診に行ってくれているっていうのがいいんで
　　　すよ。電話だけでただ，「この薬はそのままでいいんです」と言
　　　っていると，患者さんを診てないと思われてしまいますよね。
　　　おそらく，その主治医には，先生が診に来てくれているという
　　　信頼があったんだと思います。今回のようなケースでは，なか
　　　なか変えてもらえないケースもあるかもしれませんよね。そこ

で先生はおそらく，口で淡々と説明したんでしょうけど，先生が電話だけで患者さんを診に行かずにカルテ上だけでやりとりしていた場合には同じ結果にならなかったかもしれません。さきほど話したとおり，直接患者さんを診に行くということ，電話で終わりではなくて，フォローアップをしっかりしたっていうこと，そして，こまめにコミュニケーションをとっているということ，そこがやはり今回，薬を変えてもらえたポイントだったのではないかと思います。

⇒コンサルトの極意❶
ベッドサイドへ行き信頼を勝ちとれ

川村●塗抹ではグラム陽性球菌のレンサ球菌が見えていましたが，やはり培養はネガティブで，死菌だったのだろうと考えています。抗菌薬が外れていることは示唆されないと思いました。

　この患者さんは，ドレナージ追加後すみやかに解熱が得られていて，熱に関しては問題なく，もともと主科がいちばん心配していた炎症反応の増加に関しても解決しています。経過としてはよいので，このままセフトリアキソンとメトロニダゾールの併用を8週間継続しようと主科と話をして，まだ継続しているような状況です。

岡●わかりました。もし，メロペン®にしたい，と言われたらどうしますか？　あるいはバンコマイシンも加えたい，と言われたら？

川村●この今のタイミングで，ですか？

岡●今ではなく，穿破したコンサルトのタイミングで。

川村●そうですね。まずどうしてそう考えるのかを聞いてみようかなと思います。

岡●なるほど。普通に考えると，炎症が上がってしまって画像所見も悪化している。しかるに，もちろんドレナージはやるけれども，抗菌薬が効いていなかったという心配がある。先生の説明で，抗菌薬はビリダンスに関してはセフトリアキソンで当たり

のはずで，そのままでいいというのは正しいのだろうが，気持ちのうえではそれでは困る，「いったん変えさせてほしい」と言われたら，どうしますか？

川村●その場合，もし話し合いが一方通行になってしまったら，メロペネムに変えるのはわかりました，と。その心配する気持ちもわかります，と言って，いったん受け入れようと思います。ただ，落としどころとして，ドレナージを，検体を得てから変えてくださいとお願いして，もし，ここでメロペネムじゃないと効かない微生物が出ずに培養が陰性ならば，やはりもともと使っていた抗菌薬が効いていたと説明してその時点で戻すのはいかがでしょうか。

⇒コンサルトの極意❺
話し合い落としどころを探せ

岡●このビリダンスはグラム染色で見えていましたが，その後生えてこなかったんですよね。だから，これは今までの抗菌薬は効いていて死んでる菌だと。だから，その段階でセフトリアキソンに戻しましょう。つまり，デ・エスカレーションするっていう前提で。その代わり，落としどころとしては，ドレナージと培養提出は必ずしてもらって，その培養結果がネガティブなら戻しませんかっていうことですね。一歩引いて，落としどころをみつけると，そういうことですね。それは1つの正解でしょうね。私もそうするでしょうね。

このケースは先生の提案のバンコマイシン，メロペン®にしたいっていうところを先生の説明としっかりとフォローをした誠意と熱意で受け入れてくれたケースですが，もし，広げられるという意見がとられたときに，どう落としどころをみつけるかということですね。

文献
『感染症プラチナマニュアル』の「脳膿瘍」参照。

カンファレンス症例2

岡●では西田裕介先生，次の症例を紹介してください。

西田●少し前の症例で，整形外科からのコンサルテーションを受けて
フォローしています。65歳の男性で，糖尿病と脳梗塞の既往
があり，今から3か月前に右膝の変形性膝関節症に対して人工
関節置換術(total knee arthroplasty：TKA)を行っています。
手術の1か月後(今から2か月前)，右膝関節の痛みと創部から
滲出液が出現したために，TKA後の人工関節感染症(prosthetic
joint infection：PJI)として，整形外科に入院されました。

　入院以降の簡単な経過としては，人工関節を抜去し，血液培
養と関節液の培養からメチシリン感受性黄色ブドウ球菌
(methicillin-sensitive *Staphylococcus aureus*：MSSA)が検
出されたため，セファゾリンとリファンピシンによる抗菌薬治
療が行われていました。

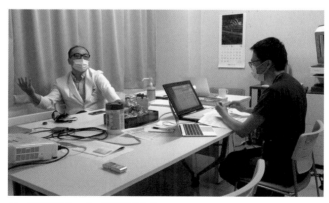

左：岡秀昭先生，右：西田裕介先生

　入院後1か月ぐらい(今から1か月前)から，CRPが5前後で
下がりきらないということで，当科にコンサルテーションがあ
りました。

> 3か月前に人工関節置換術(TKA)が行われ，整形外科からのコンサルテーションを受けて少し前からフォローしていた60代男性。糖尿病と脳梗塞の既往あり。TKA後のPJIに対し，人工関節を抜去したが，血液と関節液の培養からMSSAが検出された。これに対し，セファゾリンとリファンピシンが投与されたが，CRP(C反応性蛋白)が下がりきらない。

コンサルト▶ CRP が下がりきらないのはなぜでしょうか？

　　そのときの当科の返答は，信頼できる培養の結果からMSSAが検出されていて，それに対しては第1選択であるセファゾリンを使っている状況なので，おそらく抗菌薬の選択の問題でCRPが下がらないという状況ではないだろうとお伝えしました。一方，診察したかぎりではCRPが上昇する，その他の原因もありませんでした。そこで，可能であれば再度洗浄・デブリードマン，ドレナージを行い，今のセファゾリンとリファンピシンを継続していただくようお願いしました。その後……。

岡●わかりました。基本的にこの患者さんは，TKAの感染で間違いないようですね。手術部位に痛みが出現して，明らかに外科的な手術部位感染(surgical site infection：SSI)として所見が出てきたということのようです。血液，深部の培養からMSSAが出てきている。TKAの感染で気をつけなければいけないのは，発熱など炎症症状が出にくいこと，痛みだけあって熱が出ないことですね。特に，表皮ブドウ球菌などの弱毒菌では炎症症状が出ないことがよくありますね。かたや，黄色ブドウ球菌は手術部など傷に感染しやすく，比較的病原性が高い菌ですし，信頼できる深部からの穿刺培養から出ているので診断は間違いないようです。TKA感染の治療は，一期的でも二期的でもよいので，できるかぎり人工物を入れ替える。人工物を温存するとしても，最低でも，デブリ・洗浄して，長期に有効

な抗菌薬を投与する必要があります。よくならないときには，抗菌薬の選択も問題になりえますが，よくあるのは投与量の問題です。セファゾリンが1日6gでなく，1g 2回/日とか，2g 2回/日ぐらいで投与されていることがあります。セファゾリンのようなβラクタム薬を骨などの移行性が悪いという根拠から敬遠する整形外科医がいますが，そうであるなら，まずは十分な投与量で使用することが大事です。米国のガイドラインにも示されている標準治療薬ですので。つまり，投与量が足りない場合が1つですね。あとはドレナージ，ソースコントロールが足りないというのが2つ目で，これが2大原因だと思います。熱，炎症の原因は単にTKA感染コントロールの失敗と即断するのではなく，CDI〔*Clostridioides（Clostridium）difficile* infection〕とか薬剤熱とか深部静脈血栓症（deep vein thrombosis：DVT）なども含めて，幅広く原因を鑑別して考えていく必要がありますね。いかがでしょうか？

⇒コンサルトの極意❸
外科感染症の経験値を上げよ

西田●セファゾリンは，きちんと1日6gで使われていました。抗菌薬でいえるとしたら，併用しているリファンピシンの量が少し少なめではあったので，そちらを標準の1回450mgにしてもらうというのは変更の選択肢だとお伝えしました。

　岡●黄色ブドウ球菌のインプラント感染では，バイオアベイラビリティと，異物に形成されたバイオフィルムへの移行がいいということでリファンピシンを使うことがありますね。リファンピシンはもし使用するなら，必ず併用で使うことが大事です。そして，少し時間が経って菌量が減ってから投与します。そうでなければ，リファンピシンが耐性化してしまいます。したがって，血液培養が出るときには，陰性化してから，そして，感染巣はある程度，デブリ・洗浄でソースコントロールをしてから入れたほうがいいですね。そこはこの症例では問題ないってこ

とですね。相手へのコンサルトとしては，リファンピシンの投与量を増やしてもらった，ということですね。それから？

西田●あと，可能であれば追加のドレナージや洗浄・デブリードマンを推奨した，という形です。

岡●これは一期的置換でしたか？　それとも二期置換？　デブリ・洗浄だけですか？

西田●今回は二期的置換をする方針です。

岡●なるほど，では，もうすでに最初の感染した人工関節は抜いてあるんですね？

西田●そうですね。入院時，はじめはドレナージだけだったんですが，その1週間後ぐらいで……。

岡●人工関節は抜いた……。

西田●はい，人工関節はすべて抜きました。

岡●では，そこにバンコマイシン入りとかの，セメントやらビーズかなんかを入れて。これは，エビデンスは十分ではないものの，日本でも実際によくやられているプランですね？

西田●そうですね。セメントを入れたのは，今回のコンサルトがあった数日後でした。先ほどは触れませんでしたが，デブリと同時に一緒に入れました。

岡●では，そこでもう1回仕切り直し，やり直したということですね。そのやり直しの術中所見はどうでしたか？

西田●そうですね。術中所見としては，滲出液はあったのですが，そんなに明らかに見た目で膿というものはありませんでした。そのときに培養を複数個出してもらっているのですが，そちらはすべて陰性でした。

岡●これに関しては，主治医の先生たちも，我々の考え方を，基本的には全面的に受け入れてくれたんですね？

西田●そうですね。はじめの相談も，抗菌薬を変更したほうがいいでしょうかという内容でしたので，当科としてはその必要性は低いとお返事をして，受け入れていただいたという形です。

岡●わかりました。その後，先生はどうしましたか？　デブリ・洗浄を追加してもらって，抗菌薬については，リファンピシンの

量を増やしてもらった，と。それで様子をみた。この後，主科の先生へのコンサルトの対応としてはどういうふうにしたのですか？

西田●その後としては，MSSAなので最初のデブリから2週間〜4週間程度は抗菌薬を投与したうえで，二期的置換術，人工関節の再留置をやるのがよいだろうと考えて，ご本人の局所の所見の悪化がないかどうかを回診をしながら……。

　岡●回診がポイントですよね。回診はどれくらいおきにしたんですか？

西田●基本的には毎日1回は行いました。

　岡●毎日ベッドサイドに行って，開けてもらうときは傷も見ているんですよね？

西田●そうですね。培養を出してもらって確認できないような場合でも，少なくとも，どのような所見だったかというのを手術後に必ずうかがっています。

⇒コンサルトの極意❶
ベッドサイドへ行き信頼を勝ちとれ

　岡●これは特に重要です。主治医の先生が抗菌薬を変えたほうがいいかもしれないと思っていた。だけど，我々は，デブリが不十分なのではないかと考えてそう説明した。だけど，そうじゃないかもしれないですね。特に意見に相違があるときは。だから慎重なフォローアップが必要です。後から下痢してきて，CDIが判明するとか，ちょっと方針がずれることもありますから。フォローせずに放置して，CDIだった場合には信頼を失ってしまいます。

　やはり毎日回診をして，我々の思い描いているシナリオになっているかどうかを確認します。特に，抗菌薬をホールディングしたり，あるいはデ・エスカレーションしたり，それがなおさら，相手の考えていたのと違うほうにしてもらった場合には，なおさら修正がきくようにフォローアップしていきます。

そこで，失敗してしまうと，一気に信頼を失いますよ。骨の感染症はしばしば，採血して炎症だけを追いかけがちになりますが，こまめにフォローアップすることがやはり重要になります。特に，整形外科の患者さんは動けない，尿道バルーンカテーテルが入ったままで，尿路感染が起きたり，寝たきりになって，褥瘡や誤嚥性肺炎になったりしている人もいますので，悪い方向に向かうと，我々の匙加減で責任が出てきてしまうんです。悪い方向に向かわないよう，ちゃんと早く気づくことですね。

⇒コンサルトの極意❼
最後は気持ち，情熱　アクティブコンサルテーション

抗菌薬を広げるエスカレーションするのは，逆に気持ち的には楽なんです。デ・エスカレーションのほうがこっちもしんどい。でも，必要なことは遂行しなきゃいけない。狭くしてほしいとか，抗菌薬はいらないのではないか，とお伝えして相手が同意してくれるときには，なおさらその後，悪くならないようにちゃんと思ったとおりになっているかフォローアップするということがポイントですね。少しでも，患者さんの経過がおもわしくなかった場合に，すぐ修正できるように回診するっていうのは，やはり信頼を勝ちとるために絶対必要だと思います。ここはよかったですね。それで？

西田●その後ですが，CRPは2くらいまで改善していて，回診している範囲では，痛みもなかったので，我々は経過としてはよいと考えてはいたのですが，セファゾリンで治療してもらって約3週間後に，CRPが2ぐらいから横ばいになってなかなか減らないということで，セファゾリンの効果がちょっと弱いのではないかとの主科の先生たちの判断で，抗菌薬がリネゾリド（ザイボックス®）に変わりました。

岡●リネゾリドに変えてしまったんですか？

西田●はい。

岡●そのとき連絡はなかったんですよね。

西田●そうですね。

　岡●ここは1つ，反省しなきゃいけませんね。どうしてリネゾリドに変わったときに，我々に相談をもらえなかったんだろうかって。相手に「なんで相談してくれなかったんですか」と言っても，これはかえって，信頼を，評価を落としたり，最悪の場合には対立してしまいます。こういうことが起きたときには，まず自分たちの診療科のなかで，どうしてこういうことが起きたのかっていうことを話し合わなきゃいけないですね。これはどうしてだったと思いますか？

西田●我々としては，経過としてCRPが下がり切らないということに関しては，うまくいっていないというふうにとらえていなかったというのがあって，確かに，あまりこの期間はこまめに相談というか，コミュニケーションがとれていなかったと思います。

　岡●もしかしたら，先生たちは回診してくれていたけれども，主科からすると，顔が見えなくなっていて，回診でフォローされていないと感じていたのかもしれませんね。

西田●はい。

　岡●そういうことで，自分たちの判断で，薬を変えてしまったのかもしれません。炎症が下がらないとき，顔を見て，「先生，どうですか」といった感じのフォローをするとよかったかもしれないですね。それでどうなりましたか？

⇒コンサルトの極意❹
日頃から良好なコミュニケーションを構築せよ

西田●AST〔抗菌薬適正使用チーム（Antimicrobial Stewardship Team）。当院では感染症科コンサルトとは別に，ASTとも活動しており，当科と連携している〕のほうから一度，リネゾリドの使用について再検討していただくような……。

　岡●コメントが入ったんですね。

西田●コメントはありましたが，そちらのほうでも，主治医の先生たちは動いてくれるという状況はなくて，その後，主科のほうで

　追加のデブリ等がなされて，その甲斐もあって，炎症反応は下がってきているような状況でした。それで，リネゾリドの効果もあるのではないか，と主科は考えたようです。

岡●デブリを加えながらも，同時に炎症が下がったから，リネゾリドが効いたんじゃないかっていうことですね。

　さて，この症例で，リネゾリドを使うのはどうしてだめなのか，わかりますか？

　人工関節から，メチシリン感受性の黄色ブドウ球菌が出ていて，セファゾリンで途中までうまくいっていましたが，CRPが横ばいになってしまいました。それで，リネゾリドに変わったんですね。これは正直，あまり望ましくないんですよ。どうしてですか？

　メチシリン感受性の黄色ブドウ球菌に，抗MRSAは使いません。βラクタムアレルギーの場合は抗MRSA薬を使うことがありますが，その場合には，バンコマイシンがファーストチョイスになります。あるいは，この患者さんの場合には，クリンダマイシンとかほかの選択肢もあります。リネゾリドをもっていく必要はありません。しばしば移行性がいいことでリネゾリドに変わることがありますが，これは十分な臨床実績としてのデータがないところなんです。そもそも，これはロジックで話した場合，MRSAに対してバンコマイシンとリネゾリドは一般的に菌血症，肺炎を含めて非劣性なんですよ。効果はほぼ一緒です。ちなみに，MSSAに関しては，抗MRSA薬のバンコマイシンよりもβラクタム薬のセファゾリンのほうが効果が高いです。バンコマイシンのほうが効果が落ちます。MRSAに対して，バンコマイシンと新しいリネゾリド，ザイボックス®は大部分の効果では上回ることはないんです。引き分けです。つまり，2段論法でいけば，メチシリン感受性菌に対して，ダプトマイシンやリネゾリドはバンコマイシンと同等であって，セファゾリンよりも効果が落ちるということです。だから，この患者さんに対して，βラクタムアレルギーなどの理由がないかぎり，メチシリン感受性菌に使う必要はないというのが理屈

になります。

　だけど，この理屈を言っても，たぶんなかなか受け入れてくれないでしょうね。わかってくれる人は，「あ，そうなんですか，知りませんでした。そうします」と言ってくれるかもしれませんが，「ある整形外科の流通している書籍には，こういうふうに書いてあるんです」，あるいは「我々はこれでやってきた」と言われてしまうかもしれませんね。では，どうしましょう？

西田●そうですね。リネゾリドに変わってから，直接きちんとお話しできていない状況だったので……

岡●この患者さんがよくなったのは，そこでデブリが加わったことでよくなっているかもしれないですよね。

西田●そうですね。

岡●つまり，ソースコントロールの問題だった可能性が高いかもしれません。

西田●一方的に，デブリの問題で，ザイボックス®は関係ない，という話をすると，やはり抵抗にあってしまうと思うので，状況を確認したうえで，落としどころをみつける必要があるかなぁと思います。

岡●どういう落としどころにしたんですか？

西田●主科のほうでは，ドレーンの排液が減りきらないので，通常の経過としては少し合わない，感染のコントロールがうまくいっていないと考えたようです。

岡●そうですね。この症例に関しては，ASTとのやりとりがカルテ上だったんですよね？　カルテ上で「リネゾリドはいらないから，中止を検討してください」という，そのやりとりだけだった。顔が見える関係ではなかった。それに対して相手の先生はそのままの治療がよいと考えた。我々は，この場合，セファゾリンが第1選択で，MSSAにはそのほうが効果的だし，リネゾリドは移行性が優れている薬だけれども静菌的で値段が高いし，副作用も強い，と理屈を書いた。だけど，全然相手に響かなかった。何をしたのか，だんだん思い出してきましたよ。主治医の所へ西田先生と一緒に行ったんでしたね，顔を見に。そ

して，先生たちが何を心配しているのかを聞いたんでしたね？

西田● ドレーンの排液が続いている，とおっしゃいました。

　岡● そう，「経験的にドレーンからの排液が多くて，やっぱりセファ
ゾリンが効いてないとしか思えないんだ」ということでした。
つまり，相手にとっても，リネゾリドがベストという感じでは
なかったんでしたよね。ただ，「セファゾリンを続けることが
心配だ」ということがわかったんです。相手の希望というか，
考えが。そして，我々は落としどころをみつけたわけですよね。

西田● そうですね。MSSAに対してやはりセファゾリンが最も抗菌活
性が強いというのはこれまでのところでわかっていることでは
あるので，それをベースにしたうえで，効果のある別の薬を追
加する形はどうか，とアドバイスしました。

　岡● つまり，「MSSAに関して，移行性がよいほうが効果的だとか，
併用療法が優れているとかの十分なエビデンスはないけれど
も，もし，それを心配するのであれば，クリンダマイシンへの
変更や追加するという手がありますよ」とお伝えしたんでした
ね。さらに，「培養が出ないということは菌は黄色ブドウ球菌
のような培養が容易な菌であれば，今の抗菌薬で死んでいるは
ずである」と。「理屈としては可能性は低いですが，もしかした
ら，培養が生えにくい嫌気性菌がいるかもしれないので，それ
を両方カバーできる薬として，クリンダマイシンをかぶせてみ
てはいかがですか」とアドバイスしたんですね。「そのほうがリ
ネゾリドよりもずっと値段は安いし，セファゾリンだけ継続と
いう先生の受け入れがたい推奨ではないから，主治医の先生の
心配も払拭できるし，実際に副作用も少ないですよ」と。「リネ
ゾリドを長く続けたら，血小板が下がって，そこで，またもし，
手術，デブリしようというときに手術できなくなります」とい
う話をしたんでしたね。

西田● はい。そのようにお話をしたら，受け入れていただけて，リネ
ゾリドはセファゾリンに戻していただいて，それにクリンダマ
イシンを追加することになりました。もともと併用しているリ
ファンピシンはそのまま併用してもらうという経過になりまし

た。

⇒コンサルトの極意❺
話し合い落としどころを探せ

岡●はい。素晴らしいですね。そのままよくなったんですね。まあ，本来はセファゾリンとリファンピシンでもよかったんですが，MSSAに過剰かつ有害事象が出る確率が高い，高コストなリネゾリドを控えていただけたのはよかったですね。

西田●そうですね。その後，内服に切り替えていったん退院になりました。

岡●この症例をみてわかりますが，カルテ上だけのやりとりをしていると，相手には「診に来てくれていない，カルテだけでこっちの苦労も知らず，患者の状態も知らずに理屈だけでうるさいこと言ってきている」と思われてしまうことがしばしばあります。だから，いくらそこで知識をひけらかしても響かないんですよ。カルテだけのやりとりだと相手の顔が見えないので，我々も，主治医がどうして変えたのかがわからないから，「我々に反感をもって意地になってるんじゃないの」と考えて我々も意地になる。ところが，患者さんを診に行ってみたら，主治医の先生たちの心配はドレーンの排液の問題があって，セファゾリンはダメだと思っていても，リネゾリドがベストだとは思っていないということがわかったんですね。我々としては，リネゾリドを続けるのはあまりよくないと思っているので，リネゾリドを中止して，クリンダマイシンを加えるという代案を出しところ，快く受け入れてくださったんでしたね。

　顔を合わせて話をするということと，落としどころをみつけるということ。カルテだけでやりとりせずに，さきほど総論で話したように，絶対に患者さんを診に行くということですね。そして，患者さんを前にして，顔の見える状況で，とことん話し合う。よかったですね。

西田●はい。

岡●これ，2例目ですね。では最後，次，行きましょう。

文献

『感染症プラチナマニュアル』の「人工関節感染」参照。

カンファレンス症例3

岡●では山下裕敬先生，次の症例を紹介してください。

山下●既往に糖尿病と脳梗塞がある62歳男性です。当院に来院する
2週間前に，40℃の発熱を認めて近医の総合病院を受診して
いました。このときの詳細ははっきりしないのですが，血液培
養からセラチア（*Serratia*）が検出されて，約10日間，抗菌薬治
療を受けて退院したという情報だけが残っていました。

その総合病院を退院してから1週間後，当院に来る5日くら
い前に，発熱の再燃および右足の第5趾からの異臭を主訴に，
これは最初と違う病院なんですけれども，近医の整形外科を受
診しています。そこで糖尿病性足壊疽と診断され，外来で右第
5趾を切断して，待機的な断端形成，洗浄・デブリを目的に入
院となり，セファゾリンが開始されました。そのときの創部培

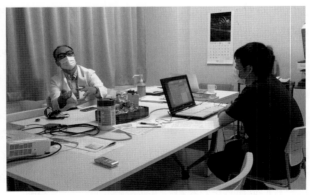

左：岡秀昭先生，右：山下裕敬先生

養から，*Serratia, Pseudomonas, Streptococcus anginosus* グループが検出されました。緑膿菌が検出されたため，抗菌薬をピペラシリン・タゾバクタムにエスカレーションして加療されましたが，発熱と炎症反応の高値が持続したため，追加のデブリードマンが必要と判断されて，当院の救命科に転院となりました。

岡●糖尿病の足壊疽の患者さんですね。

山下●そうです。

岡●糖尿病の足壊疽というのは，基本的には，閉塞性動脈硬化（arteriosclerosis obliterans：ASO）による虚血があって，さらに血糖管理の問題があり，そして糖尿病神経症からの感覚障害があって，これらの複合的な要因で，感染を起こしてくるのですが，足が腐っているというだけで，抗菌薬を入れる先生がよくいらっしゃいます。でも，抗菌薬は壊疽では必ずしもいらないこともあるんですよね。本当に感染を起こしているのか，つまり熱感，発赤，滲出液，そういったもので，まずは判断していく必要があります。あと，壊疽が深くなってくると骨髄炎を起こしてきます。そして血行障害があるので，ASO自体を治療して血流の改善を図らなければ創傷は治らないし，抗菌薬も到達しませんよね。あるいは骨髄炎の場合には，デブリと抗菌薬の長期の投与が治癒には必須になってきますね。つまり，本当に感染しているのか，血行は大丈夫なのか，骨髄炎があるか，この３つを考えていく必要があります。

⇒コンサルトの極意❷
総合内科力を鍛えよ

　感染症を起こすときの菌は普通，表層の浅い所に感染していると黄色ブドウ球菌とレンサ球菌ですが，感染が深くなって嫌気的な条件になってにおいを発してくると，嫌気性菌も絡んできます。そして，しばしば最重症になると，緑膿菌などのブドウ糖非発酵菌や腸内細菌のようなグラム陰性桿菌も絡んできま

すが，培養を出して緑膿菌が検出されても，実際は起炎菌じゃ
ないことが多い，という報告もあります。したがって，今，敗
血症性ショックのような状態になっているのであれば，バンコ
マイシンなどでMRSAや，広域のβラクタム薬などで緑膿菌
のカバーが必要になって，まぁ，フルカバーみたいな感じで理
論上は始めたくなるのですが，糖尿病性壊疽の患者さんは感染
していても，たいてい，わりと見た目が元気で，採血での炎症
反応の数値は高いけれど意外とケロッとしている，そういう臨
床像であることが多いんですよね。わかりますか？　そういう
人は安易に広域抗菌薬でカバーすると，培養からMRSAや緑
膿菌が検出されても，本当は原因菌じゃないのに，抗菌薬を切
れなくなってしまうのですね。その状態で骨髄炎で6週間続け
るべきなのか？　副作用が出た場合はどうすべきなのか？　さ
らに耐性菌が出てしまうかもしれませんね。お金もかかります。
だから，このような感染症では，エスカレーション戦略で可能
であれば，最初は狭く抗菌薬を開始するほうが賢明なのです。
加えて，患部からの培養の出し方もきわめて重要です。可能な
かぎり，スワブで出すのではなくて，しっかりまずは患部を洗
浄して汚れを落とし，そして，壊死組織を避け，炎症があり膿
のある所の分泌物をシリンジで吸います。あるいは感染した組
織をできるだけデブリして，壊死している所はカットして，膿
のある部分の炎症組織を培養に提出します。そうしないと，せっ
かく培養に出しても，汚染菌をひろって，起炎菌じゃないもの
がひろわれてしまうんですね。だから，今回の症例も，出てい
る菌がすべて起炎菌とはかぎりません。これを全部安易に叩き
にいくと，エンドレスの世界に入っていっちゃうんですよね。

山下●転院されてから，右足の第5趾の中足骨の中央部あたりで切断
　　して，周辺組織のデブリを行っているようです。この後にこち
　　らにコンサルトが来たので，これらの対応は我々が提案したわ
　　けではありませんが，日頃から似たような相談でコミュニケー
　　ションをとっていることもあり，主科は深部から培養を複数検
　　体とってくださっていました。

⇒コンサルトの極意❹
日頃から良好なコミュニケーションを構築せよ

岡●ここが重要です。深部から組織生検，そして，できたら，複数出してもらうほうがいいですね。1つだとやはり汚染菌の可能性が高いですが，複数出てくると，たとえば，5分の4個出てきた場合には，それは起炎菌の可能性があるわけです。人工物などではなおさら，複数の検体採取をやったほうがいいですね。

山下●前医でピペラシリン・タゾバクタムが開始されており，それを継続したうえで，この後の抗菌薬の選択について当科にコンサルトがありました。

60代男性。2週間前に40℃の発熱があり近医を受診。その1週間後，発熱が再燃し右足の第5趾から異臭があったため整形外科を受診。糖尿病性の足壊疽と診断され，患部が切断された。このとき，創部からは*Serratia*, *Pseudomonas*, *Streptococcus*の*anginosus*グループが検出され，ピペラシリン・タゾバクタムが処方されたが，熱と炎症反応高値が持続し，当院の救命科に転院。

コンサルト▶この後の抗菌薬はどうしたらよいでしょうか？

ベッドサイドに行って診察してみると，意識清明で，37.5℃，血圧が160 / 36 mmHg，脈拍数はtachycardia気味で188拍 / 分。呼吸数は13回 / 分でした。

右足の第5趾の追加切断が終わった後の診察になりましたので，特に残存した創部に感染を示唆するような所見はありませんでした。top-to-bottomに診察させていただきましたが，特に他の熱源を示唆する所見も見当たりませんでした。

岡●足はきれいに完全に感染部位を切断して，落としていたんです

か？

山下●そうですね。ここがちょっと主科とのディスカッションになったところで，主治医と切断範囲に関してコミュニケーションをとりました。要するに，骨髄炎として十分なマージンをとって足を切断したのかという点についてお話をしました。主治医の先生の返答は，明らかに感染している部分に関しては切除してデブリもしたが，歩行の機能予後が悪くなることを危惧して，感染コントロールとしては最低限の範囲しか切断していない，ということでした。

岡●十分な感染巣を切断できているわけではなくて，デブリにとどめているという情報は重要です。完全に十分なマージンをとって，感染部位を切断していれば，方法論としては，抗菌薬をすぐに切っていいということになるのですが，それはこの症例ではできないということですね。

山下●そうですね。

岡●外科的な見立てについてきちんと話し合って，情報収集しておくことはすごく重要です。

⇒コンサルトの極意❸
外科感染症の経験値を上げよ

山下●そうですね。骨髄炎があると考えて，なおかつ，デブリを行ったけれど，100％ソースコントロールができている骨髄炎ではないということを踏まえて，治療する必要があると思いました。創部の培養をとっていただいて，創部の培養が7検体ぐらい出ているんですけれども……。

岡●すごいね。これは人工関節のときにやるストラテジーなんですけどね。

山下●ほぼすべての検体から*Serratia marcescens*と，*Streptococcus*の*constellatus*が出ておりました。

　この2菌，*Streptococcus constellatus*と*Serratia*に関しては，前医でデブリしたときの培養でも，*Serratia*は血液培養で

も，検出されていましたので，やはり骨髄炎の起炎菌として対応すべきだろうと判断しました。

　現時点で，ピペラシリン・タゾバクタムを投与していたんですけれども，骨髄炎であれば治療が長期になりますので，*Serratia*のAmpC過剰産生のリスクに関してどうアセスメントしていくかっていうのが，1つ問題になりました。過剰産生を考えてフルにカバーするのであれば，カルバペネム系や，セフェピムなどへの変更が望ましいと思ったのですが，その時点での本人の全身状態を踏まえて，そこまでのカバーをすべきかどうかを当科でディスカッションしました。そして，創部の経過と本人の状況がよいのであれば，慎重に経過観察しつつ，セフトリアキソン＋嫌気性菌カバーとしてのクリンダマイシンで，経過をみていくという方針になりました。

岡●感染症の治療の学問としてはいまだに議論のあるところで，いちばん慎重にいく人は*Serratia*はAmpCをコードしてる菌なのでカルバペネム系（メロペネムなど）で治療していますね。AmpCにはそこそこセフェピムも安心でいけますから，嫌気性菌がカバーできる薬剤を併用するプランで，セフェピム＋メトロニダゾールやクリンダマイシンで治療するという人もいると思います。あとは非βラクタムを使用するか，ですね。キノロンとかST合剤に，メトロニダゾールやクリンダマイシンを併用して使う人もいるかもしれません。これらは内服への変更では有力な選択肢ですね。

　ピペラシリン・タゾバクタムに関しては，βラクタマーゼ阻害薬のタゾバクタム（TAZ）によって，AmpCの弱い阻害ができるので効くかもしれませんが，本当に大丈夫なのかはよくわかりませんね。感受性上は大丈夫ですし，経験上もたいていいけますが。ゆえにピペラシリン・タゾバクタムをそのまま続けて様子をみるという方法もありますね。

　やはり外科感染症ではソースコントロールが抗菌薬の選択よりもずっと大切です。二次性腹膜炎や壊死性筋膜炎を抗菌薬のみで治すことは困難です。糖尿病性足の慢性骨髄炎も同様です。

　要は，ソースコントロールが十分な条件であれば，抗菌薬は主だった菌がカバーできている場合は，たいてい大丈夫です。したがって，セフトリアキソンとクリンダマイシンがいちばんnarrow spectrumになる組み合わせだと思いますけどね。しかし，ソースコントロールが不十分であれば，AmpCにより次第に耐性化してこの組み合わせでは失敗するっていう懸念はあると思います。

　そして，骨髄炎の原則はやはりできれば経験的治療を避ける，あるいはそれが難しくても，次の選択肢はエスカレーション戦略です。患者さんのバイタルを踏まえて，デブリが十分できているのであればエスカレーション戦略で様子をみながら，場合によっては経過と培養経過によってスペクトラムを広げていく方法がいいと思います。だから，私も，セフトリアキソンとクリンダでいいと思いますね。ここは感染症の専門医でも，人によっては意見が割れるところです。防衛的だと広域でやる人もいるでしょう。

山下●主科に，narrowにいくのであれば，セフトリアキソンとクリンダマイシンっていう選択肢があるし，もし，創部の経過がおもわしくないというか，悪化の可能性を懸念されるのであれば，セフェピムという選択肢があることを説明したうえでディスカッションして，「今回はセフトリアキソンでいきましょう」ということになりました。エスカレーション戦略です。

　岡●アクセプトしてくれたんですね。

山下●はい，アクセプトしていただきました。

⇒コンサルトの極意❶
ベッドサイドへ行き信頼を勝ちとれ

　岡●相手の希望は？

山下●強い希望はありませんでした。

　岡●どちらかというと，全くニュートラルで，どうしたらいいでしょうかという感じでしたか？

山下●そうですね。ニュートラルでしたね。

岡●ここでもし，相手が考えをもっていた場合に，我々の考えを説明するけれど，たとえば，これがメロペネムだったりゾシン®を継続だったり希望された場合に，さっき言ったように，これは専門家でも意見が割れるところなので，ゴリ押ししなくていいと思うんですよね。我々はこう思うけれども，先生たちの考え方も間違いとは思えないので，そのまま続けてみてください，と。そして，我々としては，もし，悪化してくるようなことがあった場合にすぐ対応をとりますから，引き続き様子をみさせてください，でもいいかもしれません。

山下●私はセフトリアキソンとクリンダマイシンとお伝えして，もちろんエスカレーション戦略……。

岡●エスカレーション戦略をとるということについては，先生は毎日回診をして主治医とコミュニケーションとってくれています。これで少しでも悪化傾向があったら，すみやかにアセスメントをするということですよね。

山下●そういうふうに提案させていただきました。毎日診察させていただいて。

岡●結果はどうなったんですか？

山下●状態悪化もなく……。

岡●うまくいっているんですね？

山下●うまくいっておりまして，先日，転院なさいました。

岡●内服に切り替えたんですか？

山下●内服にはまだ切り替えていません。

岡●この患者さんは慢性ではなく，急性骨髄炎と考えた，ということでいいんですね？

山下●そうですね。発症から3週間以内なので定義のうえでは，急性と判断しました。急性骨髄炎では，抗菌薬を少なくとも6週間は投与することになっていますが，いつ経口にスイッチするかについてはまだ決まっていません。転院先にコンサルトをいただいた主治医の先生が外勤していらっしゃるので，「あと1週間ぐらい続け，内服スイッチは残りの菌の感受性を考えると，

ミノサイクリンで満了していただければいいのではないか」とアドバイスだけさせていただいており，患者さんはすでに転院なさっています。

岡●大切なことは，糖尿病の壊疽は，状態が許せば，原則としてデ・エスカレーションではなくエスカレーションでいいと思います。それで許されるケースが実際に多いと感じます。その代わり，エスカレーションでやるのであれば，なおさらていねいにフォローアップして，エスカレーションしなければいけない状態を見誤らないようにしなければいけないと思いますね。

失敗すると信頼されなくなるので。しかし，整形の先生たちからも，幸い，非常によく相談もいただけるよね。

⇒コンサルトの極意❼
最後は気持ち，情熱　アクティブコンサルテーション

山下●そうですね。

岡●私の赴任当初，最初は，こんなにコンサルトは来なかったんですよ，私が一人で来たときは。ほんとに一部の科からしかコンサルトが来ませんでしたが，先生たちのおかげで1か月，半年，1年，2年と経過するにつれて，少しずつ増えてきました。1回うまくいけばまた頼もうかな，ということですよね。大切なのはこの積み重ねだと思います。これからも，地道に辛抱強く，誠実に仕事を続けていきましょうね。

文献
『感染症プラチナマニュアル』の「骨髄炎」参照。

索引

和文索引

あ

悪性腫瘍　28,85
悪性リンパ腫　30,35,83,85
足がものすごく痛い　51
アジスロマイシン　30
アシネトバクター　93
アスペルギルス　73,76
新しい骨折線　62
奄美の風土病　76
アミノグリコシド　71
アメーバ肝膿瘍　84
アルコール肝硬変　72
安全ピン様のグラム染色像　92,96

い

いきなりショックの生来健康な女性　8
意識障害　8,20,105,106
　　──,重篤な　47
イソスポーラ　76
イベルメクチン　78,79
咽後膿瘍　42
院内肺炎　20
院内不明熱　28
インフルエンザ　84

う

ウイルス肝炎　84
ウイルス感染　73
ウイルス性筋炎　31
ウイルス性出血熱　14
腕を上げると痛い　26

え

栄養要求性レンサ球菌　15
壊死　55

壊死性筋膜炎

壊死性筋膜炎　14,54〜56,59
壊死性軟部組織感染症　54,58
エスカー　18
エスカレーション　120,134
　　──戦略　133
エボラウイルス病　14
炎症反応高値　52,127

お

黄色ブドウ球菌　14,43,64,89,116,127
黄色ブドウ球菌トキシックショック症候群　17
オキシダーゼ陰性　93
沖縄の風土病　76
オスラー結節　22
親指の赤い腫れ　22

か

開放骨折後の骨髄炎　61,70
開放骨折時の培養結果　70
下降性縦隔炎　42
カテーテル(関連)血流感染(CRBSI)　20,23,44,73,74,110
カテーテル尿路感染症　20
化膿性関節炎　28,31,54
化膿性血栓性静脈炎　73
カルテ上だけのやりとり　125
カルバペネム(系薬剤)　19,67,97,131
肝移植後に繰り返す菌血症　72
間欠性跛行　31
肝硬変　75
カンジダ　76
患者さんを診に行く　20,24
肝障害　33
関節リウマチ　31
感染症　28

感染性心内膜炎(IE) 13,22,23,28,
　30,73,108
感染性腸炎 8,9,12
肝臓生検 36
肝膿瘍 28,29,73
肝脾腫 33,35
鑑別診断を進める 29

　き
基質特異性拡張型βラクタマーゼ
　(ESBL) 59
偽痛風 20,23,110
キノロンの内服 68
キャンプ 17
急激悪化 12
胸腔ドレナージ 104
胸骨正中切開後の縦隔炎 43
胸骨正中切開後の熱感 43
胸骨正中切開後の発赤 43
胸水の検体の培養 106
胸水のドレナージ 106
胸部CT 106
胸部レントゲン写真異常なし 87
胸壁心エコー 75
虚血性心疾患 81〜83,89
巨細胞性動脈炎 29,32,85
筋挫傷 52

　く
くも膜下出血 12
クラビット® 30
グラム陰性桿菌 128
グラム陽性球菌(GPC) 111
クリプトコッカス 76,83,84,107
クリプトコッカス髄膜炎 73
クリプトスポリジウム 76
クリンダマイシン(CLDM) 124
クレブシエラ 84
クロストリジオイデス腸炎 110

　け
経胸壁心臓超音波検査 107
経食道心エコー 75
外科感染症の経験値を上げよ 40,109,
　117,130
血圧低下 8
血液系の腫瘍 30
血液培養陰性 9,14,26
血液培養の好気ボトル2セットから生
　えたグラム陰性桿菌 91
結核 28,30,83〜85,87
血管炎 29,85,86
血球貪食 33
血球貪食症候群 34,35
血腫の熱 20
血小板減少 33
結膜下出血 22
下痢 8,72,75
嫌気性菌 127
倦怠感 26,82
ゲンタマイシン 68
原虫症 76

　こ
抗菌薬適正使用支援チーム(AST) 6,
　120
抗菌薬ホールディング 119
高血圧 83,89,104
膠原病 29
抗好中球細胞質抗体(ANCA)血管炎
　86
抗酸菌症 73
甲状腺機能亢進症 30
好中球減少時の不明熱 28
高熱 8,33
紅斑 17
項部硬直 47
高齢者の軟部組織感染症 20
誤嚥性肺炎 20
誤嚥による咽頭炎 42
コクシジオイデス 76

骨折線,新しい　62
骨髄炎　61,127,130
　── 疑い　62
　──,急性　133
　──,上腕骨の開放骨折後の　61
　── の治療　64
　── の予防　71
古典的不明熱　27,83,89
こまめなコミュニケーション　113
こまめなフォローアップ　120
コンサルテーションで意見が合わない
　とき　65
コンサルテーションのスキル　7

　　さ
細菌性肝膿瘍　84
細菌性髄膜炎　11
採血データ　10
最後は気持ち,情熱 アクティブコン
　サルテーション　99,120,134
埼玉医科大学医療センター感染症科の
　コンサルテーション数　6
サイトメガロ　83
　── 感染症　73
細胞免疫低下　76
細胞免疫不全者　73
ザイボックス®　120,122
刺し口　18
左房粘液腫　30
左右差　21
サルモネラ　75

　　し
ジェーンウエー病変　22
死菌　113
試験切開　57
自己免疫疾患　28
自己免疫性筋炎　31
紫斑　14,22,53,59
シャント関連の髄膜炎　40
縦隔炎　42,45

　── ,下降性　42
　── ,胸骨正中切開後の　43
　── ,手術部位感染としての　43
　── 人工血管感染　42
縦隔のエアー　44
主治医の先生とディスカッション　6
手術部位感染(症)(SSI)　20,42,73,
　116
　── としての縦隔炎　43
術後胆管炎　73
症候性てんかん　109
褥瘡　23
食道静脈瘤　75
食道破裂　42
ショック状態　15
ショックバイタル　8
初老男性の不明熱　81
腎機能悪化　11
真菌　15
心筋梗塞　12
腎結核　89,90
人工関節
　── の再留置　119
　── 抜去　118
人工関節感染症(PJI)　42,115
人工関節置換術(TKA)　115,116
　── 後の人工関節感染人工関節感
　染症　115
人工血管感染　46
人工呼吸器関連肺炎(VAP)　20
進行した固形がん　30
腎細胞がん　89
滲出液　127
心臓外科術後の血液培養陽性　43
心内膜炎　44,74,75,86,90
腎尿路感染症　72
腎膿瘍　73,89,91
　── 形成　90
深部静脈血栓(症)(DVT)　20,30,54,
　110,117
深部の炎症　55

心房細動　104

　す

髄液異常なし　9
水頭症　48
水疱　55,58
髄膜炎　47
髄膜炎菌感染症　12
スルバクタム・アンピシリン（SBT /
　ABPC）　104
スワブ検体　63

　せ

生体肝移植　72
生来健康　8,26,33
　── な女性の不明熱　26
赤沈亢進　27
節外NKリンパ腫　37
節外T細胞リンパ腫　37
接合真菌　73
絶対に患者さんを診に行く　125
セファゾリン（CEZ）　71,117,120,
　122〜124,126
　── とリファンピシン（による抗菌
　　薬治療）　115,116
セフェピム（CFPM）　131
セフォタキシム（CTX）　61,71
セフカペン投与無効　83,89
セフカペン ピボキシル（CFPN-PI）
　81
セフタジジム（CAZ）　68,97
セフトリアキソン（CTRX）　91,112
　── とクリンダマイシン　132
　── とメトロニダゾール（MNZ）の
　　併用　108,113
洗浄・デブリ　68,118
全身倦怠感　104
全身性エリテマトーデス（SLE）　29,
　35

　そ

総合内科力を鍛えよ　39,107,127
側頭動脈炎　29
粟粒結核　35
ゾシン®　61
ソースコントロール　122
　── の問題　123
　── 不十分　117,130

　た

待機的な断端形成洗浄・デブリ　126
タイ居住　83,89
第3世代セフェム　71
体重減少　82
大腸菌　74
体動困難　104
大動脈弓の血管炎　32
大動脈の造影CT　31
ダニ咬傷　18
多発脳膿瘍　105
胆管炎　72,73
タンポン　14

　ち

中耳炎　107
腸球菌　73
腸球菌菌血症　72
腸内細菌　89,91,128

　つ

痛風　110
ツツガムシ病　12,14,15,17〜19,23
釣り　17

　て

手
　── の逃避反応　20
　── を上げると痛い　31
デ・エスカレーション　9,119,120,
　134
デブリードマン（デブリ）　56,57,67

──・洗浄　68,118
デング熱　84
伝染性単核球症　35
臀部を診る　21

　　と
糖尿病　81〜83,89,90,104,115,126
糖尿病性足壊疽　126〜128
糖尿病性足の慢性骨髄炎　131
糖尿病との強い親和性　96
頭部MRI　110
ドキシサイクリン(DOXY)　19
トキシックショック症候群　12,13,
　15,16,19,57
　　──,黄色ブドウ球菌　17
トレッキング　17
ドレナージ　114
　　──不十分　117
　　──不良の胸水　106

　　な
内服薬へのスイッチ　134
内分泌　30
軟部組織感染症,高齢者の　20

　　に
二期的置換　118
ニューモシスチス　75,83
尿路感染(症)　11,21,59,73,74,90,
　110
認知症　21

　　ね・の
熱感　127
粘り強くとことん考えろ　80,110

膿胸　104,108
脳梗塞　12,115,126
脳室炎　112
脳室穿破　112
脳室の液体貯留　111

脳卒中　12
脳膿瘍　105,107〜109
　　──,多発　105
膿瘍　85,86

　　は
肺炎　73,110
肺化膿症　108
敗血症　15
肺膿瘍　108
播種性血管内凝固(DIC)　11,57
播種性ヒストプラズマ症　35
白血球上昇　10
白血球低下　33
発熱　19,20,26,33,35,47,82,104,
　106,109,127
　　──,血小板減少の男性　33
話し合い落としどころを探せ　69,
　114,125
バルトネラ　15
バンコマイシン(VCM)　113,114,
　122
　　──＋セフトリアキソン　14

　　ひ
日頃から良好なコミュニケーションを
　構築せよ　60,121,129
ヒストプラズマ　76
脾臓摘出　13
左下肢痛　52
ヒト免疫不全ウイルス(HIV)　28,83,
　84
皮膚　16
　　──生検　36
　　──の異常なし　54
　　──の落屑　16
皮膚軟部組織感染　44
ピペラシリン(PIPC)　67,68
ピペラシリン・タゾバクタム(PIPC /
　TAZ)　61,127,129,131
表皮ブドウ球菌　116

頻呼吸　53

ふ
腹腔内の感染症　74
副腎不全　30
副鼻腔　36
　── 生検　36
　── の集積　37
副鼻腔炎　107
腹部造影CT　88
腹部超音波　88
ブドウ糖非発酵菌　93,128
不明熱　30
ブルセラ　15
フロモックス®　30,81,85,90,91
糞線虫　77
糞線虫過剰感染症　78,79

へ
閉塞性動脈硬化(症)(ASO)　31,127
ベッドサイドへ行き信頼を勝ちとれ
　24,113,119,132
ベッドサイドに行く　24
ペニシローシス　84
便の検鏡　79

ほ
蜂窩織炎　54
膀胱バルーン　59
保存的治療　64
発赤　55,127
　──,かすかな　53
ポリマイクロバイアル(複数菌)　108

ま
毎日回診　119
毎日フォロー　112
毎日ベッドサイドに行く　119

み
右第5趾

　── 切断　126
　── の追加切断　129
ミノサイクリン(MINO)　134

む・め・も
虫歯からの上顎骨髄炎　107

メチシリン感受性黄色ブドウ球菌
　(MSSA)　115,119,122,123
メチシリン耐性黄色ブドウ球菌
　(MRSA)　14,43
メリオイドーシス　84,89,90,94〜96
　── の世界的分布　95
　── の治療　97
　── の治療のエビデンス　98
メロペネム(MEPM)　65,112
　── とバンコマイシン(VCM)の併
　用療法　105,106
メロペン®　19,65,67,113,114
免疫不全者の軟部組織の感染症　74

モダシン®　68,97

や・ゆ・よ
薬剤耐性緑膿菌の治療　61
薬剤熱　20,30,117
薬剤の離脱熱　20

疣贅が見えない　75
尤度比(LR)　43

陽性尤度比　43
腰椎穿刺　9

り
リウマチ性多発筋痛症　31,85
リケッチア　18
　── 感染症　19
　── 疾患　14
リステリア　75
リネゾリド(LZD)　120〜124

リファンピシン　117,118
緑色レンサ球菌　13
緑膿菌　63,64,68,91,128
リンパ腫　30
リンパ節腫脹なし　33

る・れ
類鼻疽　94

レジオネラ　75
レンサ球菌　127

欧文索引

A
Acinetobacter　93
AmpC過剰産生　131
ANCA(antineutrophil cytoplasmic antibody)血管炎　86
antimicrobial stewardship team (AST)　6,120
arteriosclerosis obliterans(ASO)　31,127
Aspergillus　73,76

B
Bartonella　15
Brucella　15
Burkholderia pseudomallei　94
　—— による肺炎　95
　—— の世界的分布　95

C
Candida　76
catheter-related blood stream infection(CRBSI)　110
CD56陽性の異型細胞の増殖　36
CD(*Clostridioides*(*Clostridium*)*difficile*)トキシン抗原検査陰性　72
Clostridioides(*Clostridium*)*difficile* infection(CDI)　20,73,117
　—— 陰性　75
CNS(central nervous system)
　—— シャント感染(症)　47,49
　—— 関連の髄膜炎のピットフォール　47
　—— 髄膜炎　49
Coccidioides　76
creatine phosphokinase(CPK)上昇　56,58
CRP(C-reactive protein)　19
　—— 高値/上昇　19,26,109,116

Cryptococcus　76,83,84,107
Cryptosporidium　76

D

deep vein thrombosis(DVT)　20,
　110,117
diffusion画像　105
disseminated intravascular coagula-
　tion(DIC)　11,57

E

EB(Epstein-Barr)ウイルス　34,35
── 感染症,慢性活動性　35
──-PCR高値　33
Enterococcus gallinarum　74,75
Escherichia Coli　74
extended spectrum *β*-lactamases
　(ESBL)　59

G

gram positive cocci(GPC)　111
Gustilo-Anderson open fracture
　grading　71

H・I・K

HACEK(*Haemophilus, Actinobacil-
　lus, Cardiobacterium, Eikenella,
　Kingella*)　15
hemophagocytosis　34,36
Histoplasma　76
human immunodeficiency virus
　(HIV)　28,83,84
── の不明熱　28,29

infective endocarditis(IE)　13,22,
　23,28,30,73,108
Isospora　76

Klebsiella　84

L

Legionella　75
likelihood ratio(LR)　43
Listeria　75

M・N

methicillin-resistant *Staphylococcus
　aureus*(MRSA)　14,43
methicillin-sensitive *Staphylococcus
　aureus*(MSSA)　115,119,122,123

necrotizing fasciitis　14
NK(natural killer)細胞
── のマーカー陽性　37
── リンパ腫　37

P・Q

PET-CT(positron emission tomogra-
　phy)　32,36
Pneumocystis　75,83
prosthetic joint infection(PJI)　115
Pseudomonas　127

Q熱　15

S・T

Salmonella　75
── Typhiの腸チフス　84
seizure　109
Serratia　127,130
Serratia marcescens　130
Stenotrophomonas maltophilia　94
Still病　29
*Streptococcus anginosus*グループ
　107,116,127
── による膿胸　105,106
── のレンサ球菌　104
Streptococcus constellatus　130
Streptococcus intermedius　104,
　107
superinfection　76

surgical site infection(SSI)　20,42,
　72,116
systemic lupus erythematosus(SLE)
　29,35

talaromycosis　84
total knee arthroplasty(TKA)　115,
　116

　　U・V
umbar puncture　9

ventilator-associated pneumonia
　(VAP)　20

■表紙装丁・イラスト：ソルティフロッグ デザインスタジオ（サトウヒロシ）

感染症プラチナ流コンサルト　　　　定価：本体 2,000 円＋税

2020 年 9 月 25 日発行　第 1 版第 1 刷 ©

著　者　岡　　秀昭
　　　　川村　隆之
　　　　西田　裕介
　　　　山下　裕敬

発行者　株式会社 メディカル・サイエンス・インターナショナル
　　　　代表取締役　金子　浩平
　　　　東京都文京区本郷 1-28-36
　　　　郵便番号 113-0033　電話 (03)5804-6050
　　　　　　　　　　　　　　　印刷：日本制作センター

ISBN 978-4-8157-0304-2　C 3047